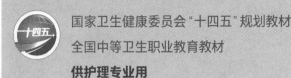

国家卫生健康委员会"十四五"规划教材

全国中等卫生职业教育教材

供护理专业用

U0276284

营养与膳食

第 **4** 版

主 编 戚 林 蒋连芬

副主编 张继战 焦凌梅

编 者（以姓氏笔画为序）

丁 博（安徽省淮北卫生学校）

张继战（山东省济宁卫生学校）

陈 方（山东省青岛卫生学校）

桑丽军（吕梁市卫生学校）

戚 林（广西医科大学附设玉林卫生学校）

蒋连芬（成都铁路卫生学校）

焦凌梅（海南医学院）

人民卫生出版社

·北 京·

图书在版编目（CIP）数据

营养与膳食 / 戚林,蒋连芬主编. —4 版. —北京：
人民卫生出版社,2022.11（2024.4重印）
 ISBN 978-7-117-34005-2

Ⅰ. ①营… Ⅱ. ①戚… ②蒋… Ⅲ. ①膳食营养—医
学院校—教材 Ⅳ. ①R151.4

中国版本图书馆 CIP 数据核字（2022）第 208586 号

人卫智网	www.ipmph.com	医学教育、学术、考试、健康， 购书智慧智能综合服务平台
人卫官网	www.pmph.com	人卫官方资讯发布平台

营养与膳食
Yingyang yu Shanshi
第 4 版

主　　编：戚　林　蒋连芬
出版发行：人民卫生出版社（中继线 010-59780011）
地　　址：北京市朝阳区潘家园南里 19 号
邮　　编：100021
E - mail：pmph @ pmph.com
购书热线：010-59787592　010-59787584　010-65264830
印　　刷：人卫印务（北京）有限公司
经　　销：新华书店
开　　本：850 × 1168　1/16　印张：10
字　　数：213 千字
版　　次：2003 年 2 月第 1 版　　2022 年 11 月第 4 版
印　　次：2024 年 4 月第 4 次印刷
标准书号：ISBN 978-7-117-34005-2
定　　价：39.00 元

打击盗版举报电话：010-59787491　E-mail: WQ @ pmph.com
质量问题联系电话：010-59787234　E-mail: zhiliang @ pmph.com
数字融合服务电话：4001118166　E-mail: zengzhi @ pmph.com

修订说明

为服务卫生健康事业高质量发展，满足高素质技术技能人才的培养需求，人民卫生出版社在教育部、国家卫生健康委员会的领导和支持下，按照新修订的《中华人民共和国职业教育法》实施要求，紧紧围绕落实立德树人根本任务，依据最新版《职业教育专业目录》和《中等职业学校专业教学标准》，由全国卫生健康职业教育教学指导委员会指导，经过广泛的调研论证，启动了全国中等卫生职业教育护理、医学检验技术、医学影像技术、康复技术等专业第四轮规划教材修订工作。

第四轮修订坚持以习近平新时代中国特色社会主义思想为指导，全面落实党的二十大精神进教材和《习近平新时代中国特色社会主义思想进课程教材指南》《"党的领导"相关内容进大中小学课程教材指南》等要求，突出育人宗旨、就业导向，强调德技并修、知行合一，注重中高衔接、立体建设。坚持一体化设计，提升信息化水平，精选教材内容，反映课程思政实践成果，落实岗课赛证融通综合育人，体现新知识、新技术、新工艺和新方法。

第四轮教材按照《儿童青少年学习用品近视防控卫生要求》（GB 40070—2021）进行整体设计，纸张、印刷质量以及正文用字、行空等均达到要求，更有利于学生用眼卫生和健康学习。

前　言

　　民以食为天。合理膳食，均衡营养，在国民日常生活中尤为重要。党和政府把保障人民健康放在优先发展的战略位置，高度重视民众的营养健康问题，近年来先后发布《"健康中国2030"规划纲要》《国民营养计划（2017—2030年）》《健康中国行动（2019—2030年）》等文件。2020年9月召开的全国营养工作会议指出，饮食因素在我国已经成为影响人群健康的重要危险因素，强调要加大营养健康教育。2022年4月《中国居民膳食指南（2022）》指出，虽然我国居民近年来营养健康状况得到明显改善，但仍面临营养不足与营养过剩并存、营养相关疾病发病率走高的问题，不健康的饮食习惯在一些人群中还比较普遍。因此，对中等职业教育护理专业《营养与膳食》教材进行修订具有极其重要的意义。

　　为全面落实党的二十大精神进教材要求，本教材修订力求准确把握营养与膳食课程在中等职业教育护理专业教育中的作用和地位，秉承现代职业教育理念，精选教材内容，注重内容的思想性、科学性、先进性、启发性、适用性，突出课程思政育人理念，并注意与相关课程内容的衔接。本书中的数据选自《中国居民膳食营养素参考摄入量（2017）》《中国食物成分表（标准版）》（第6版），修订还参考了最新版《护士执业资格考试大纲》及《国家公共营养师考试大纲》要求，使教材内容贴近岗位需求。

　　本书主要包括热能与营养素、各类食物的营养价值、合理营养、特定人群的营养与膳食、疾病的营养治疗等内容。内容结构和教学安排上遵循中职学生的认知特点和学习能力，在教材风格和编写体例上力求做到简洁明快、条理清晰。

　　在本书编写过程中，我们得到了营养专家的指导和编者单位的大力支持。我们编写过程中参考了许多相关书籍与文献，并引用了部分资料，在此一并致谢。

　　限于水平，谬误难免，敬请各院校专家、同行和广大读者提出宝贵意见和建议。

戚　林　蒋连芬

2023年9月

目　录

第一章 │ 绪 论

01章
01章 数字资源

营养是维持生命与健康的基础，人从胚胎发育到生命终止的整个过程都需要营养供给。人们每天通过膳食摄取身体所需的各种营养素，以保障正常的生长发育和从事各种活动的需要。合理的营养与膳食是人类健康的基本保证，追求健康的饮食已逐渐成为人们的自觉行为。

一、营养与膳食的基本概念

营养是人体摄取、消化、吸收和利用食物中各种营养素以维持机体生长发育和各种生理功能的过程。

营养素是指食物中含有的能维持生命、促进机体生长发育和健康的化学物质。包括蛋白质、脂类、碳水化合物、无机盐、维生素和水六大类。

膳食是指经过加工、烹调处理后的食物。膳食不仅要求含有人体所需要的各种营养素，而且还应满足人们的食欲需求和卫生要求。

营养与膳食的理论基础是营养学。营养学是研究食物与机体的相互作用以及食物营养成分在机体内消化、吸收、运输、分布、利用及代谢过程的一门学科。营养与膳食主要研究如何选择、搭配、加工和烹调食物，探讨食物在人体生长发育、维持健康、促进疾病治疗以及康复过程中的作用。

二、营养学的发展简史

我国是最早提出膳食指导的国家。我们的祖先在漫长的生活实践中对通过摄取食物获得营养以维持生命有了一定的认知。西周时期，官方医政制度就将医学分为食医、疾医、疡医和兽医四大类，其中食医为诸医之首，指的就是专事饮食营养的医师。《周礼·天官》中记载："掌和王之六食、六饮、百馐、百酱、八珍之齐"，可以说是世界上最早的营养师。中医经典著作《黄帝内经》中记载有"五谷为养，五果为助，五畜为益，五菜为充，气味合而服之，以补精益气"和"谷肉果菜，食养尽之，无使过之，伤其正也"。意思是说，人们必须以谷、肉、果、菜等各类食物的互相搭配来补充营养，增强体质，促进健康；而且谷、肉、果、菜等虽是养生之物，但若过食、偏食，非但不能补益，反而有伤正气，不利于健康。这与今天我们所说的平衡膳食十分相近，可以看作是世界上最早的膳食指南。此外，中医典籍《本草纲目》和《千金食治》中也有许多关于食物对人体健康影响的记载。这些都体现了我国古人对人类营养学发展的贡献。

随着科学技术的不断进步，人们对营养科学的认识也进入了快速发展的时期。18世纪末研究者陆续发现了蛋白质、脂肪、碳水化合物和无机盐与人体健康有关，并将其定义为人体必需营养素。从19世纪到20世纪初是发现和研究各种营养素的鼎盛时期，1810年发现第一种氨基酸，1844年发现血液中的葡萄糖，1912年发现第一种维生素。经过长期探索，人们逐渐认识到蛋白质、脂肪、糖类、无机盐和维生素的生理作用及其对人体健康的影响。对微量元素的大量研究始于20世纪30年代，当时一些地方出现原因不明的人畜地区性疾病，经研究发现与微量元素有关，如1931年发现人的氟斑牙与饮水中氟含量过多有关，1937年发现仔猪营养性软骨障碍与锰缺乏有关等，从此揭开了微量元素研究的热潮。在以后的40年间，铜、硒、锌等多种微量元素被确认是人体必需微量元素。

现代生物学的发展以及分析方法的进步大大推动了营养学的发展。各种营养素与人体健康的关系得到进一步阐明，如高盐与高血压的关系，叶酸、维生素 B_6、维生素 B_{12}、同型半胱氨酸与冠心病的关系，食物的血糖生成指数与糖尿病的关系等。另外，营养、膳食因素是心脑血管疾病、糖尿病等慢性病的重要病因和防治这些疾病的重要因素也先后得到证实。肥胖则是大多数慢性病的共同危险因素。因此，许多国家根据自己的国情，相继制订、推荐了营养素的供给量，作为当地人们合理营养的科学依据。近年来许多国家为了在全社会推行公共营养的保障、监督和管理制度，除了加强科学研究之外，还制订营养指导方针，创制营养法规，建立监督管理机构。

中华人民共和国成立以来开展过多次全国性的营养调查。1959年对26个省市50万人进行了第一次全国性的营养调查，了解国民的基本饮食营养概况，为国家制订粮食改革和食品加工标准提供了科学依据。1982年进行了第二次全国营养调查,其规模和范围均超过第一次,对我国居民的营养与膳食状况有了更广泛更深入的了解。1992年进行了第三次全国营养调查,调查表明我国城乡饮食质量有显著差别,这些问题引起了有关部门的重视,国务院在1997年12月5日颁布实施《中国营养改善行动计划》。2002年进行了第四次全国营养调查,显示处于生长发育阶段的中小学生每日摄入的热能、蛋白质、钙、锌、铁、维生素A、维生素D、维生素B_2、维生素C等营养素明显不足。2012年进行了第五次全国营养调查,表明我国城市居民超重率已经达到了32.4%。城市居民膳食结构不合理,主要存在问题是微量营养素摄入不足,摄入能量相对过剩。城市居民谷类食物供能比为47%,低于50%~65%的合理范围,大约40%的居民不经常吃杂粮,16%的居民不吃薯类。青少年饮用饮料的比例明显高于其他年龄段人群,饮用率达34%。城乡居民谷类消费都在减少,动物性食品略有增加,蛋白质摄入数量变化不大,但是质量有所提高。根据全国营养调查结果,我国于1989年首次发布了《中国居民膳食指南》,之后结合中国居民膳食和营养摄入情况、营养素需求和营养理论的知识更新,多次进行修订。基于近年来营养、膳食与健康研究科学证据的更新和发展,以及我国居民饮食方式和膳食结构发生的新变化,中国营养学会在国家卫生健康委员会等有关部门的指导和关心下,组织近百位专家在对近年来我国居民膳食结构和营养健康状况做充分调查的基础上,依据营养科学原理和最新科学证据,形成《中国居民膳食指南研究报告》,并在此基础上顺利完成了《中国居民膳食指南(2022)》修订工作,于2022年4月26日向社会发布。

三、营养与膳食的主要内容

1. 人体所需热能与营养素 介绍各类营养素的生理功能、供给量标准和食物来源。
2. 各类食物的营养价值 介绍各类食物的营养成分与热能。
3. 合理营养 介绍膳食结构、平衡膳食、我国居民膳食指南等知识。
4. 特定人群的营养与膳食 从各类人群的生理特点出发,介绍其营养需要和膳食要求。
5. 疾病的营养治疗 介绍营养与疾病的关系,重点介绍一些常见病的营养治疗。

 知识链接

健康的五大基石

合理膳食:营养平衡,热量平衡,荤素平衡。

适量运动:循序渐进,持之以恒,全面锻炼。

戒烟限酒:理智戒烟,科学限酒,健康生活。

心理平衡：心态平和，面对压力，从容应对。

科学睡眠：按时睡眠，睡姿正确，睡足时间。

四、营养与膳食在卫生健康服务工作中的作用

营养与膳食在卫生健康服务工作中发挥着不可忽视的作用。在临床医学上，它是现代医学疾病综合防治措施中不可缺少的组成部分。合理的膳食不但可以预防许多疾病的发生，控制疾病的发展，还能够改善患者的一般状况，提高临床治疗效果，防止病情恶化，促进疾病的治愈及健康的恢复，减少并发症和治疗中的不良反应。有时，合理膳食本身就是一种积极的治疗过程。在社区卫生服务工作中，它具有指导各类人群合理膳食、促进营养保健、预防营养缺乏症和慢性非传染性疾病发生的作用。作为一名将来准备肩负救死扶伤、健康教育和健康促进使命的护理专业学生，掌握营养与膳食的基本知识与基本技能才能做好本职工作，更好地为人民健康服务。

随着科学的不断进步，人们逐渐掌握了生、老、病、死的规律，更加明确了营养在生命过程中的重要作用，认识到合理营养不仅能提高人群的健康水平，而且是关系到提升民族素质、造福子孙后代的大事。营养失调、营养过剩或不足会给人体健康带来不同程度的危害，如饮食无度、营养过剩可导致肥胖症、糖尿病、高血压及心脑血管疾病的发生，还可成为某些肿瘤和其他一些疾病的诱因。营养缺乏或不足所产生的影响也很复杂，涉及优生、优育、免疫功能、预期寿命和劳动能力等多方面。如孕期营养不良，可导致早产、流产，甚至畸胎、死胎；婴幼儿营养不良，可导致体格瘦弱，智力发育不良，患病率和病死率增高。合理营养可促进婴幼儿及儿童、青少年的生长发育，改善成年人的健康状况，使人精力充沛、体格健壮，学习、工作效率提高，对疾病的抵抗力增强，并可使壮年期延长，防止过早衰老，从而延年益寿。世界卫生组织将合理膳食定为保证健康的五大基石之一。随着社会的发展，营养与膳食在医学领域的作用和地位将继续不断提高。

本章小结

营养是人体摄取、消化、吸收和利用食物中各种营养素以维持机体生长发育和各种生理功能的生物学过程；膳食是指经过加工、烹调处理后的食物；营养与膳食主要研究如何选择、搭配、加工和烹调食物，探讨食物在人体生长发育、维持健康、预防疾病、促进疾病治疗以及康复过程中的作用。营养与膳食在医学领域的作用和地位正在不断提高。营养与膳食的主要内容包括人体所需热能与营养素、各类食物的营养价值、合理营养、特定人群的营养与膳食、疾病的营养治疗。

（戚 林）

思考与练习

1. 简述营养、营养素、膳食的概念。
2. 人体通过食物能摄取到的营养素有哪几类?
3. 简述营养与膳食在卫生健康服务工作中的作用。

第二章 | 热能与营养素

02章 数字资源

食物是人类赖以生存、繁衍的物质基础，"民以食为天"就很好地说明了人类与食物之间的依存关系。人体通过食物可以摄取的营养素包括蛋白质、脂类、碳水化合物、维生素、无机盐和水六大类。这些营养素在体内发挥着不同的营养学作用，可以提供机体热能、参与构成机体组织、调节各种生理功能，满足机体维持生命和健康、促进生长发育和从事各种活动的需要。任何一种营养素缺乏、不足或过剩，都会对人体健康产生不良影响，甚至导致疾病的发生。

 营养与健康

"爱美之心，人皆有之"，人们的审美观念也在不断发生变化。当今社会以高挑纤细为美，不再有人羡慕杨贵妃式的丰满身材。为此，不少青春期少女采取节食减肥，个别人出现了习惯性厌食。节食减肥会对青春期生长发育带来哪些弊端？

第一节 热 能

 工作情景与任务

情景导入：

某初三女生，因最近一段时间上课时经常感到头晕、困倦，无心听课，学习效率低，成绩下降，来医院就诊。检查发现，除血糖偏低外一切正常。经问诊得知，该女生因怕肥胖，近期一直控制主食量，不吃早餐或仅喝一杯牛乳。

请思考：

1. 该女生这样的膳食模式合理吗？

2. 长期下去该女生会出现什么健康问题？

人体需要不断获得热能，才能维持一切生命活动。能量主要靠食物中的碳水化合物、脂肪和蛋白质在体内氧化分解提供，这三种营养素称为"产能营养素"。人体不仅在劳动、运动以及学习等过程中需要热能支持，在安静状态下也要消耗一定的热能。

一、能量单位和能量系数

（一）能量单位

能量的国际单位是焦耳（J），在营养学中除了用焦耳（J）或兆焦耳（MJ），也用卡（cal）或千卡（kcal）表示。它们之间的换算关系如下：

$$1kcal=1\ 000cal$$

$$1kcal=4.184kJ$$

$$1kJ=0.239kcal$$

$$1MJ=239kcal$$

（二）能量系数

每克产能营养素在体内完全氧化所产生的能量值称为能量系数。碳水化合物、脂肪和蛋白质三大产能营养素的能量系数分别为 16.7kJ（4.0kcal）、37.6kJ（9.0kcal）和 16.7kJ（4.0kcal）。

（三）热能计算

计算方法：将食物中三大产能营养素的克数乘以各自的能量系数，然后相加即可。

例：一杯 200g 牛乳的总热量为多少千卡？

（1）查食物成分表（参见附表 2）可知：100g 牛乳含碳水化合物 4.9g、脂肪 3.6g、蛋白质 3.3g。可推算出 200g 牛乳含碳水化合物 9.8g、脂肪 7.2g、蛋白质 6.6g。

（2）总热量 = 碳水化合物的产热量 + 脂肪的产热量 + 蛋白质的产热量

$$= 4×9.8+9×7.2+4×6.6$$

$$= 130.4（kcal）$$

二、人体的能量消耗

人体对能量的需要量取决于人体能量的消耗量。人体的能量消耗主要在于维持基础代谢、体力活动和食物特殊动力作用等方面。

（一）基础代谢

1. 基础代谢率　基础代谢是指维持机体最基本的生命活动所需要的能量消耗，即人体在安静和恒温条件下（一般 22～26℃）空腹 10～12h，无任何身体活动和紧张的思维活动，静卧、放松、清醒时的能量消耗。基础代谢率是指人体处于基础代谢状态下，每小时每千克体重（或每平方米体表面积）的能量消耗。基础代谢率与性别、年龄、身高、体重等因素有关。基础代谢所消耗的热能一般占人体全天热能总消耗的 60%～70%。

2. 基础代谢能耗计算　目前国际上常用的方法是根据体重，按表 2-1 的公式进行计算。但由此公式计算出来的中国人基础代谢能耗结果偏高，因此中国营养学会建议将 18～59 岁人群按此公式计算的结果减去 5%，作为该人群的基础代谢能耗参考值。

表 2-1　按体重计算基础代谢能耗的公式

年龄/岁	男		女	
	kcal/d	MJ/d	kcal/d	MJ/d
18～	15.057W+692.2	0.062 9W+2.89	14.818W+486.6	0.061 9W+2.03
30～	11.472W+873.1	0.047 9W+3.65	8.126W+845.6	0.034 0W+3.53
60～	11.711W+587.7	0.049 0W+2.46	9.082W+658.5	0.037 9W+2.75

注：W 为体重（kg）。

（二）体力活动

人除睡眠外，总要进行各种体力活动，包括体力劳动、脑力劳动以及体育活动等，其所消耗能量占人体总能量消耗的 15%～30%。影响体力活动所消耗能量的因素主要包括体重、活动强度和持续时间等。

（三）食物特殊动力作用

食物特殊动力作用是指人体摄食过程所引起的额外能量消耗，是摄食后发生的一系列消化、吸收、代谢等过程所消耗的能量。食物特殊动力作用的大小与食物营养成分、进食量和进食频率有关。食物中不同产能营养素的食物特殊动力作用各不相同，其中蛋白质的食物特殊动力作用最大，为本身产生能量的 20%～30%，脂肪为 0%～5%，碳水化合物为 5%～10%。混合膳食时，食物特殊动力作用所消耗的额外能量约占总能量消耗的10%。摄入食物越多、进食速度越快，能量消耗越高。

（四）生长发育与特殊状态的能量消耗

婴幼儿、儿童、青少年的生长发育，妊娠期、哺乳期、疾病恢复期等特殊生理、病理时期，均需额外增加能量的消耗，以满足机体需要。

三、能量的食物来源及参考摄入量

（一）热能的食物来源

人体所需的热能主要来源于食物中的碳水化合物、脂肪和蛋白质这三种产能营养素，其中以碳水化合物和脂肪为主。

碳水化合物是膳食热能最经济的来源，在粮谷类和薯类食物中含量较多；油料作物富含脂肪；动物性食物一般比植物性食物含有更多的脂肪和蛋白质，但大豆和坚果类例外，它们含丰富的油脂和蛋白质；蔬菜和水果一般含热能较少。

 知识链接

油料作物

油料作物是种子中含有大量脂肪可用于提取油脂供食用的一类作物，主要有大豆、花生、油菜、芝麻、蓖麻、向日葵、椰子、油茶、核桃等。榨油所剩的油粕中含有大量的蛋白质和其他营养物质，既可用来生产副食品，也是良好的精饲料和肥料。

（二）热能的推荐摄入量

人体能量的需要量受年龄、性别、生理状态和劳动强度等因素的影响，健康成人能量摄入量与消耗量之间的平衡状态是保持健康的基本要素。中国营养学会修订的中国居民膳食营养素参考摄入量（DRIs）建议，碳水化合物提供的能量占总能量的 50%～65%，脂肪占 20%～30%，蛋白质占 10%～15%。中国成年人膳食能量需要量（EER）见表 2-2。

表 2-2　中国成年人膳食能量需要量（EER）

年龄/岁	劳动强度	kcal/d	
		男	女
	轻	2 250	1 800
18～	中	2 600	2 100
	重	3 000	2 400

年龄/岁	劳动强度	kcal/d	
		男	女
50~	轻	2 100	1 750
	中	2 450	2 050
	重	2 800	2 350
65~	轻	2 050	1 700
	中	2 350	1 950
80~	轻	1 900	1 500
	中	2 200	1 750

第二节　蛋　白　质

 工作情景与任务

情景导入：

某患儿出生时健康，母乳喂养，9个月时因母亲再孕而断奶，改以米糊、玉米糊为主喂养，逐渐出现腹泻、腹胀，食量减少，日趋消瘦，哭声变细弱，满周岁时到当地妇幼保健院做儿保体检，诊断为蛋白质缺乏型营养不良。

请思考：

1. 该患儿的主要发病原因是什么？

2. 如何指导该患儿的合理喂养？

蛋白质是生命的物质基础，是生命的存在形式。体内的蛋白质种类繁多，性质、功能各异，但均由碳、氢、氧、氮等元素组成，其中氮元素含量较恒定，平均约为16%，故可用氮折算蛋白质含量，其系数为6.25。

一、蛋白质的生理功能

（一）人体组织的构成成分

蛋白质是构成人体一切组织细胞的基本物质。人体的上皮、肌肉、血液等组织都含有蛋白质。人体的生长发育、组织更新与修复均离不开蛋白质。成人体内蛋白质的含量占体重的16%~19%。

（二）构成体内各种重要的生理活性物质

人体生命活动的正常进行有赖于多种生理活性物质的调节，蛋白质是构成这些活性物质的重要成分，参与调节人体生理功能。如酶蛋白参与食物消化、吸收和利用；免疫球蛋白维持人体免疫功能；血红蛋白参与携带、运输氧气和二氧化碳；血液中白蛋白具有调节渗透压、维持体液平衡的功能等。

（三）供给能量

蛋白质在体内可以被分解，释放出能量。每克蛋白质在体内约产生 16.7kJ（4.0kcal）的能量。人体每日所需能量的 10%～15% 由蛋白质提供。人体能量供给不足，机体会通过分解组织细胞中的蛋白质来保证能量的需要，组织细胞的功能会因此受到影响，若得不到改善，将对人体健康造成损害。

二、必需氨基酸与氨基酸模式

氨基酸是组成蛋白质的基本单位，结构相当复杂。自然界中存在的蛋白质经水解以后，其最终产物都是氨基酸。

（一）必需氨基酸

人体不能合成或合成速度不能满足机体需要，必须从食物中直接获得的氨基酸，称为必需氨基酸。成人的必需氨基酸有 8 种，分别为异亮氨酸、亮氨酸、赖氨酸、蛋氨酸、苯丙氨酸、苏氨酸、缬氨酸和色氨酸。婴幼儿体内的组氨酸合成速度慢，不能满足其生长发育的需要，因此对于婴幼儿来说，组氨酸也是其必需氨基酸。

人体内的半胱氨酸和酪氨酸分别由蛋氨酸和苯丙氨酸转化而来，如果膳食中能提供足量的半胱氨酸和酪氨酸，则人体对蛋氨酸和苯丙氨酸这两种必需氨基酸的需求量可分别减少 30% 和 50%，故半胱氨酸和酪氨酸被称为条件必需氨基酸或半必需氨基酸。

（二）氨基酸模式

蛋白质中各种必需氨基酸的构成比例称为氨基酸模式。其计算方法是将该种蛋白质中的色氨酸含量定为 1，分别计算出其他必需氨基酸的相应比值，这一系列的比值就是该种蛋白质的氨基酸模式。食物蛋白质氨基酸模式与人体蛋白质氨基酸模式越接近，其必需氨基酸被机体利用的程度就越高，食物蛋白质的营养价值也就越高。鸡蛋的氨基酸模式与人体氨基酸模式最接近，因此在评价食物蛋白质营养价值时常以鸡蛋蛋白质作为参考蛋白。几种常见食物蛋白质和人体蛋白质氨基酸模式见表 2-3。

表 2-3 常见食物蛋白质和人体蛋白质氨基酸模式比较

氨基酸	全鸡蛋	牛乳	牛肉	大豆	面粉	大米	人体
异亮氨酸	3.2	3.4	4.4	4.3	3.8	4.0	4.0
亮氨酸	5.1	6.8	6.8	5.7	6.4	6.3	7.0

氨基酸	全鸡蛋	牛乳	牛肉	大豆	面粉	大米	人体
赖氨酸	4.1	5.6	7.2	4.9	1.8	2.3	5.5
蛋氨酸+半胱氨酸*	3.4	2.4	3.2	1.2	2.8	2.8	2.3
苯丙氨酸+酪氨酸*	5.5	7.3	6.2	3.2	7.2	7.2	3.8
苏氨酸	2.8	3.1	3.6	2.8	2.5	2.5	2.9
缬氨酸	3.9	4.6	4.6	3.2	3.8	3.8	4.8
色氨酸	1.0	1.0	1.0	1.0	1.0	1.0	1.0

*：人体内的半胱氨酸和酪氨酸分别由蛋氨酸和苯丙氨酸转化而来，因此合并计算。

　　有些食物蛋白质中虽然必需氨基酸种类齐全，但其氨基酸模式与人体蛋白质氨基酸模式差异较大，其中一种或几种必需氨基酸含量相对较低，可导致其他的必需氨基酸在体内不能被充分利用而浪费，造成其蛋白质营养价值降低，这些含量相对较低的必需氨基酸称为限制氨基酸。如大米和面粉蛋白质的赖氨酸含量相对较少，赖氨酸就是这些食物的限制氨基酸，是造成这类食物蛋白质营养价值不高的主要原因。

 知识链接

蛋白质的分类

　　根据蛋白质的氨基酸组成种类、数量、比例不同，可将蛋白质分为完全蛋白质、半完全蛋白质和不完全蛋白质3大类。

　　1. 完全蛋白质　所含必需氨基酸的种类齐全，数量充足，相互间比例也适当，近似于人体蛋白质的氨基酸模式。多数动物性食物的蛋白质属于完全蛋白质，如乳类、蛋类、鱼类、家禽类肌肉部分的蛋白质；植物性食物中，大豆的蛋白质也属于完全蛋白质。

　　2. 半完全蛋白质　所含的必需氨基酸种类比较齐全，但相互间比例不合适，不能完全符合人体的需要。如小麦和大麦中的麦胶蛋白属于半完全蛋白质。

　　3. 不完全蛋白质　所含的必需氨基酸种类不齐全，相互间比例也不合适。如动物结缔组织中的蛋白质，鱼翅、肉皮中的蛋白质，大多数蔬菜中的蛋白质，属于不完全蛋白质。

（三）蛋白质的互补作用

　　将两种或两种以上的不同食物混合食用，相互补充食物中必需氨基酸的不足，从而提高膳食蛋白质的营养价值，这种作用称为蛋白质互补作用。例如，将大豆制品和米面按一定比例食用，大豆蛋白质可弥补米面蛋白质中赖氨酸的不足，同时米面也可在一定程度上补充大豆蛋白质中蛋氨酸的不足，使混合蛋白质的必需氨基酸比例更接近人体需要，从而提高膳食蛋白质的营养价值。

我国民间早就有混食的习惯,如杂合面(玉米面和豆面)、腊八粥(大米、小米、高粱米、大豆、小豆、枣等)都具有蛋白质互补的优点。

为了充分发挥蛋白质的互补作用,在调配膳食时应遵循以下原则:食物种类越多越好;食物的种属越远越好,荤素搭配、粮豆搭配比同类食物搭配更能发挥蛋白质的互补作用;不同种类食物的食用时间越近越好,最好同时食用。

三、蛋白质代谢与氮平衡

(一)蛋白质代谢

人体摄入的蛋白质经消化吸收后,成人主要用于组织蛋白质更新,而婴幼儿、青少年、孕妇、乳母除了维持组织更新外,还参与合成新的组织。

(二)氮平衡

氮平衡是指氮摄入量与排出量之间的平衡状态。它反映机体摄入氮和排出氮之间的关系,分为零氮平衡、正氮平衡和负氮平衡三种情况。当摄入氮等于排出氮时称为零氮平衡,表明体内蛋白质的合成量和分解量处于平衡状态;当摄入氮大于排出氮时称为正氮平衡,表明体内蛋白质的合成量大于分解量;当摄入氮小于排出氮时称为负氮平衡,表明摄入食物的氮量少于排泄物中的氮量。健康成人应维持零氮平衡并富余 5%,婴幼儿、青少年、孕妇、恢复期患者需维持适当的正氮平衡,人在饥饿、慢性消耗性疾病和组织创伤时往往处于负氮平衡状态。

四、食物蛋白质营养价值评价

营养学上,主要是从食物的蛋白质含量、消化吸收和被人体利用程度来评价食物蛋白质的营养价值。

(一)蛋白质的含量

蛋白质含量是食物蛋白质营养价值的基础。蛋白质的含氮量比较恒定,平均值为 16%,得到蛋白质的换算系数为 6.25(100/16)。因此,食物中蛋白质含量 = 食物中含氮量×6.25。

(二)蛋白质消化率

蛋白质消化率是指被机体消化道吸收的蛋白质占摄入蛋白质的百分数。它反映食物蛋白质被人体消化吸收的程度。动物性食物蛋白质的消化率一般高于植物蛋白。常见食物蛋白质的消化率见表2-4。

(三)蛋白质的生物学价值

蛋白质的生物学价值是指食物蛋白质消化吸收后被人体利用的程度。生物学价值越高,说明蛋白质在体内的利用率越高,即蛋白质的营养价值越高。常用食物蛋白质生物学价值见表2-5。

表2-4　常见食物中蛋白质的消化率

食物	消化率/%	食物	消化率/%
乳类	97~98	豆类	69~96
肉类	92~94	谷类	66~82
蛋类	98	薯类	70~74
鱼类	98	米饭	82
面包	79	大豆粉	75
马铃薯	74	花生粉	54

表2-5　常用食物蛋白质生物学价值

蛋白质	生物学价值	蛋白质	生物学价值	蛋白质	生物学价值
全鸡蛋	94	牛肉	76	玉米	60
鸡蛋黄	96	白菜	76	花生	59
鸡蛋白	83	猪肉	74	蚕豆	58
脱脂牛乳	85	小麦	67	小米	57
鱼	83	马铃薯	67	生黄豆	57
大米	77	熟黄豆	64	甘薯	72

五、蛋白质的食物来源及参考摄入量

（一）食物来源

蛋白质广泛存在于动物性和植物性食物中。总体而言,动物性食物和大豆及其制品的蛋白质含量高、质量好、利用率高,属于优质蛋白质。其他植物性蛋白质的含量较少、质量不高、利用率较低。因此,蛋白质最好的食物来源是动物性食物和大豆及其制品。尤其是蛋类与乳类,不仅蛋白质含量高,而且容易消化吸收。大豆及其制品在植物性食品中蛋白质含量最高,可达40%左右,且含赖氨酸较多,对粮谷类蛋白质有较好的互补作用。粮谷类蛋白质含量较少,为8%~10%,但因摄入量比较大,因此为我国居民膳食中蛋白质的主要来源。

（二）参考摄入量

中国营养学会推荐,成人蛋白质推荐摄入量(RNI)男性为65g/d,女性为55g/d。不同人群蛋白质推荐摄入量(RNI)见附表1-2。蛋白质摄入占膳食总能量的10%~15%。

第三节 脂 类

 工作情景与任务

情景导入：

据报道，一女性由于长期饮食过量，体重达220kg。由于体重过高、脂肪堆积，该女性已失去自主活动能力，因此长期卧床。某日她突然生病，由于体重过高，无法正常从房门走出，来帮忙的消防人员不得不使用电锯将房门扩大后才将其抬出。

请思考：

1. 影响体重的因素有哪些？

2. 膳食中脂肪等产能营养素摄入过多时，对机体可造成什么危害？

脂类是脂肪和类脂的总称，是人体重要的营养物质，在体内发挥重要的生物学作用。脂肪约占脂类95%，主要分布在皮下、腹腔和脏器周围；类脂约占脂类5%，主要包括磷脂、糖脂、固醇类、脂蛋白等，是组织细胞的构造成分。正常成人体内脂类占体重的10%～20%。

一、脂类的生理功能

（一）构成机体成分

脂类参与人体组织的构成，发挥重要的生理调节作用。类脂是生物膜的重要成分；重要脏器周围的脂肪组织可以缓冲机械冲击，避免内脏受到震荡而造成损伤，起到固定和保护内脏的作用；皮下脂肪组织起到隔热保温的作用，维持体温的正常和恒定。

（二）提供必需脂肪酸

必需脂肪酸是人体生物膜和某些生理活性物质的重要原料，脂肪中含有一定量的必需脂肪酸，它是维持正常生命活动不可缺少的物质。

（三）促进脂溶性维生素吸收

脂肪是脂溶性维生素的良好溶剂，有利于脂溶性维生素的吸收。有些食物脂肪本身就含有脂溶性维生素，如鱼肝油中就含有维生素A和维生素D。

（四）增加饱腹感、改善食物的感官性状

脂肪可刺激十二指肠产生肠抑胃素，使胃蠕动减慢，延迟胃的排空时间而增加饱腹感；脂肪可改善食物的色、香、味、形，从而改良食物的感官性状。

（五）贮存和提供能量

脂肪是一种高热能营养物质，每克脂肪在体内可产生能量约37.6kJ（9.0kcal），在三大

产能营养素中供热量最高。人体每日所需能量的 20%～30% 以脂肪提供为宜。当人体摄入能量过多或不被及时利用时，就会转化成脂肪储存。脂肪是能量的主要贮存形式。

二、必需脂肪酸

脂肪酸是构成脂类的基本成分。多数脂肪酸在人体内可以合成。必需脂肪酸是指体内不能合成，但又是生命活动所必需，一定要由膳食供给的一些多不饱和脂肪酸。

 知识链接

多不饱和脂肪酸

脂肪酸根据其分子结构中是否含有不饱和双键的特征，分为饱和脂肪酸和不饱和脂肪酸。不饱和脂肪酸中含有一个不饱和双键称为单不饱和脂肪酸，含有两个及以上不饱和双键的脂肪酸称为多不饱和脂肪酸。膳食中的多不饱和脂肪酸包括亚油酸和 α- 亚麻酸，主要存在于植物油及深海鱼油中。

必需脂肪酸的生理功能主要有以下几个方面。

（一）磷脂的重要组成成分

必需脂肪酸在体内参与磷脂的合成，磷脂是线粒体和细胞膜的重要组成成分。必需脂肪酸缺乏可导致线粒体肿胀，细胞膜通透性和脆性增加，出现湿疹样病变和溶血。

（二）参与胆固醇代谢

胆固醇与必需脂肪酸结合后才能在体内转运，进行正常代谢。如果缺乏必需脂肪酸，胆固醇就与一些饱和脂肪酸结合，不能在体内进行正常转运与代谢，并可能在血管壁沉积而导致动脉粥样硬化。

（三）参与合成生物活性物质

必需脂肪酸是合成前列腺素、血栓素、白三烯等生物活性物质的重要原料，在降血脂、抗凝血、抗炎中发挥重要作用。

三、食物脂类营养价值评价

膳食脂类的营养价值可从三个方面进行评价。

（一）脂肪的消化率

脂肪的消化率主要由脂肪的熔点决定，脂肪熔点越低，消化率就越高，吸收就越好，其营养价值就越高。一般来说，植物油的熔点比动物油低，故植物油的消化率比动物油高。几种食物油脂的熔点及消化率见表2-6。

表2-6　几种食用油脂的熔点及消化率

名称	熔点/℃	消化率/%	名称	熔点/℃	消化率/%
羊油	44～45	84	豆油	常温下液体*	98
牛油	42～50	88	芝麻油	常温下液体*	98
猪油	36～50	94	玉米油	常温下液体*	97
椰子油	28～33	97.5	葵花籽油	常温下液体*	96.5
菜籽油	常温下液体*	99	鱼肝油	常温下液体*	98

*：常温是指25℃左右。

（二）必需脂肪酸的含量

必需脂肪酸含量越高，脂肪的营养价值越高。一般情况下，植物油的必需脂肪酸的含量高于动物油。鱼油中多不饱和脂肪酸含量较多，营养价值较高。几种常见食物油必需脂肪酸的含量见表2-7。

表2-7　几种常见食物油脂中必需脂肪酸的含量（%）

食用油脂	饱和脂肪酸	不饱和脂肪酸			其他脂肪酸
		油酸（C18:1）	亚油酸（C18:1）	亚麻酸（C18:1）	
可可脂	93	6	1	—	—
椰子油	92	0	6	2	—
橄榄油	10	83	7	—	—
菜籽油	13	20	16	9	42
花生油	19	41	38	0.4	1
茶油	10	79	10	1	1
葵花籽油	14	19	63	5	—
豆油	16	22	52	7	3
棉籽油	24	25	44	0.4	3
大麻油	15	39	45	0.5	1
芝麻油	15	38	46	0.3	1
玉米油	15	27	56	0.6	1
棕榈油	42	42	12	—	—
米糠油	20	20	33	3	—

食用油脂	饱和脂肪酸	不饱和脂肪酸			其他脂肪酸
		油酸 （C18：1）	亚油酸 （C18：1）	亚麻酸 （C18：1）	
猪油	43	43	9	—	3
牛油	62	62	2	1	7
羊油	57	57	2	3	4
黄油	56	56	4	1.3	4
鸡油	31	41	—	—	—

（三）脂溶性维生素的含量

在食物脂肪中，脂溶性维生素含量越高，其营养价值也越高。动物皮下脂肪含脂溶性维生素比较少；肝脏脂肪的脂溶性维生素含量比较高，特别是维生素 A、维生素 D 等；乳类和蛋黄中维生素 A 的含量比较高；植物性脂肪中含有丰富的维生素 E，但维生素 A 和维生素 D 比较缺乏。

四、脂类的食物来源及参考摄入量

（一）食物来源

膳食脂类主要来源于动物性和植物性食物。动物油含饱和脂肪酸比较多，而植物油富含不饱和脂肪酸，因此植物油含有较多的必需脂肪酸，其营养价值高于动物油。含磷脂丰富的食物为蛋黄、肝脏、大豆、麦胚和花生等。含胆固醇丰富的食物是动物脑、肝、肾等内脏和蛋类，肉类和乳类也含有一定量的胆固醇。

（二）参考摄入量

中国营养学会推荐，成人脂肪摄入量占总能量的 20%～30%。一般情况下，只要注意摄入一定量的植物油，便不会造成必需脂肪酸的缺乏。

第四节　碳水化合物

 工作情景与任务

情景导入：

某 65 岁女性，已退休，身高 158cm，体重 76kg，日常活动主要是看电视、玩电脑、打麻将，食量较大，经常参加朋友聚会，暴饮暴食，最近体检发现：血脂高，血压高，体重超标。

请思考：

1. 该女性的生活模式健康吗？
2. 如何改善该女性的营养健康状况？

碳水化合物又称糖类，是指由碳、氢、氧三种元素组成的一大类化合物。由于多数化合物分子中氢与氧之比是 2:1，与水分子比例相同，故称碳水化合物。碳水化合物是人体供给热能的主要来源，占人体每日所需总热量的 50%～65%。

知识链接

糖类都是甜的吗？

并不是所有的糖类都是甜的，如淀粉、糖原、纤维素都属于糖类，但不甜。而且有甜味的各种糖类，其甜度也不尽相同。如果以蔗糖的甜度为 100 作为标准，其他糖类的甜度分别是：果糖为 175，葡萄糖为 75，山梨糖为 50，甘露糖为 40，麦芽糖和半乳糖均为 32，乳糖为 16，其中以果糖最甜。

一、碳水化合物的分类及生理功能

（一）碳水化合物的分类

碳水化合物通常根据其分子能否水解及水解产物的不同，分为单糖、双糖、寡糖和多糖四类。

1. 单糖　单糖是碳水化合物的基本组成单位，不能再水解成更小的糖分子，可直接被人体吸收。单糖主要有葡萄糖、果糖、半乳糖等。葡萄糖广泛存在于水果和蔬菜中，尤以葡萄中含量最多；果糖主要存在于水果和蜂蜜中，是最甜的糖类；半乳糖是乳糖的重要组成成分，在食品中很少以单糖形式存在，多与葡萄糖合成乳糖存在于乳和乳制品中。

2. 双糖　双糖是由 2 分子单糖脱去 1 分子水缩合而成的化合物。双糖不能直接被人体吸收，在消化道中必须经过酶的水解作用生成单糖才能被吸收利用。双糖主要有蔗糖、麦芽糖和乳糖。蔗糖是食用糖的主要成分，由甘蔗或甜菜榨取而来；麦芽糖存在于谷类食物中，尤以麦芽含量居多；乳糖存在于乳及乳制品中。

知识链接

乳糖不耐受

乳糖是婴儿的主要食用糖，但随着年龄的增长，人体分解乳糖的酶活性会逐渐降低，甚至出现缺乏。因此,成人食用牛乳可出现恶心、腹胀、腹泻及其他消化不良症状,称为乳糖不耐受。乳糖不被酵母分解,但可被乳酸菌发酵成乳酸。因此,建议我国成人多喝酸奶。

3. 寡糖　寡糖是由 3~9 个单糖组成的一类小分子糖,其甜度通常只有蔗糖的 30%~60%。比较重要的寡糖有豆类食品中的棉籽糖和水苏糖,这两种糖均不能被机体消化酶分解,但可在大肠中被细菌分解产气,这是豆类食品容易引起胀气的原因。

4. 多糖　多糖是由 10 个以上单糖组成的一类大分子碳水化合物,无甜味,难溶于水,包括糖原、淀粉和膳食纤维。糖原是动物体内葡萄糖的储存形式,由肝脏和肌肉合成并储存,当人体需要时可以迅速分解为葡萄糖;淀粉广泛存在于粮谷类、薯类、豆类和坚果类等植物性食物中。糖原和淀粉均能被人体吸收利用,膳食纤维不能被人体消化吸收。

(二)碳水化合物的生理功能

1. 构成组织结构及生理活性物质　糖类与脂肪形成的糖脂是细胞膜和神经组织的重要构造成分;糖类与蛋白质结合形成的糖蛋白是抗体、酶、激素、核酸的组成部分。

2. 节约蛋白质作用　膳食蛋白质被人体摄入后分解为氨基酸,氨基酸既可以重新合成人体需要的蛋白质,也可以进一步被分解供给机体能量。若碳水化合物摄入充足,可以减少蛋白质作为供能物质消耗,使蛋白质在体内发挥更重要的作用。

3. 抗生酮作用　当碳水化合物供给不足时,主要由脂肪供能,因脂肪氧化不全而产生大量酮体,会引起酮血症。

4. 解毒作用　糖代谢产生的葡糖醛酸是体内一种重要的解毒剂,在肝脏中能与许多有害物质如细菌毒素、酒精(乙醇)等结合,从而消除或减轻这些毒物的毒性。肝脏储备有较丰富的糖原时,可增强肝脏的解毒能力。

5. 提供能量　每克碳水化合物在体内氧化可以产生 16.7kJ(4.0kcal)能量。碳水化合物的主要功能是提供机体能量,是人体从膳食中所摄取的最经济、最主要的能量来源。

二、膳 食 纤 维

膳食纤维是指食物中不能被人体消化吸收的一类多糖化合物,包括纤维素、半纤维素、木质素和果胶等,其生理意义与其他糖类物质有较大的区别。

(一)膳食纤维的种类

营养学上,常根据溶解性将膳食纤维分为可溶性膳食纤维和不溶性膳食纤维两大类。

1. 可溶性膳食纤维　可溶性膳食纤维是指既可溶于水又可以吸水膨胀并能被微生物酵解的一类纤维,主要有果胶、树胶和黏胶等,一般存在于水果和蔬菜中。通常果胶作为增稠剂制作果冻、色拉调料、果酱；树胶和黏胶可作为食品加工稳定剂。

2. 不溶性膳食纤维　不溶性膳食纤维包括纤维素、半纤维素和木质素等。纤维素是植物细胞壁的主要成分，存在于根茎类蔬菜、谷类的外皮和一些粗粮中，不能被分解吸收；半纤维素是谷类纤维的主要成分；木质素广泛存在于木本植物、草本植物以及所有的维管植物的细胞中。

（二）膳食纤维的生理功能

1. 促进排便　膳食纤维有较强的保水性，既可软化肠内容物，又可增加肠内容物体积，刺激肠蠕动，加快排便过程，起到预防便秘的作用。

2. 降低肠道疾病发病率　半纤维素和果胶等可在胃肠道形成黏稠物，吸附有害物质，并通过通便作用缩短有害物质在肠道内滞留时间，从而减少有害物质的吸收；通过增加肠道内容物含水量，降低肠道内有害物质浓度。研究表明，膳食纤维能有效降低肠炎和结肠癌发病的危险。

3. 降血糖和降血脂　膳食纤维可在小肠直接黏附葡萄糖，也可通过减慢胃排空来延缓小肠对葡萄糖的吸收，减缓餐后血糖的快速升高；也可在小肠直接黏附脂肪，影响其吸收，起到降血脂的作用。

4. 控制体重，预防肥胖　膳食纤维本身虽不能供能，但可增加胃内容物的体积，使人产生饱腹感，能延长胃排空时间，从而防止能量过多摄入，达到控制体重，预防肥胖的效果。

5. 改善口腔功能　高纤维膳食能增加咀嚼，增强口腔肌肉功能，促进唾液分泌，改善口腔卫生状况。

 知识链接

便秘患者饮食指导

高纤维膳食是预防和治疗便秘的好方法。便秘患者除了增加蔬菜外，还可适当增加玉米、甘薯等杂粮，晚间喝一瓶酸奶，有利于胃肠的蠕动，次日早晨还可以喝一杯蜂蜜水，使粪便易于排出。

三、碳水化合物的食物来源及参考摄入量

（一）食物来源

膳食中的糖类以淀粉为主，主要来源于粮谷类、豆类、薯类和根茎类等植物性食物。粮谷类中糖类含量达 60%～80%，豆类为 40%～60%，薯类和根茎类为 15%～29%。单糖和双糖的来源主要是蔗糖、糖果、甜食、水果、含糖饮料和蜂蜜等。植物性食物含有较多的膳食纤维，如谷类外皮、薯类、蔬菜和水果等。

（二）参考摄入量

中国营养学会建议，除2岁以下的婴幼儿外，碳水化合物应提供50%～65%的膳食总能量，而且应含有多种不同种类的碳水化合物；同时建议限制纯热能食物如糖的摄入量，以保障人体能量充足和营养素的需要。膳食纤维的每日推荐摄入量为25～30g。

第五节　无　机　盐

 工作情景与任务

情景导入：

某1岁半男孩，因胸骨内陷到医院就诊。男孩出生后母乳不足，5个月出现多汗、枕秃，夜间经常哭闹，家长未予重视，1岁后出现胸骨内陷，日渐加重而求医。

请思考：

1. 该男孩所患疾病是因哪种营养素缺乏引起的？

2. 该男孩应该如何补充缺乏的营养素？

无机盐又称矿物质，是构成人体组织和维持正常生理功能必需的多种化学元素的总称。人体内的各种元素中，除了组成有机化合物和水的C、H、O、N外，其余的元素统称为无机盐。无机盐不能在体内生成，在人体新陈代谢过程中每天都会通过粪、尿、汗、头发、指甲、皮肤及黏膜的脱落等途径排出一部分，因此必须通过膳食补充。

按照化学元素在机体内的含量多少，可将无机盐分为常量元素和微量元素两大类。凡体内含量大于体重0.01%的无机盐称为常量元素，包括钾、钠、钙、镁、磷、硫、氯；凡体内含量小于体重0.01%的无机盐称为微量元素，如铁、锌、碘、硒、氟、铜、钼、锰、铬和钴等。

一、钙

（一）分布与代谢

钙是人体含量最多的无机盐，占成人体重的1.5%～2.0%。约99%的钙集中在骨骼和牙齿中，其余1%的钙以游离或结合形式存在于混溶钙池（细胞外液、软组织和血液）中，与骨骼钙保持动态平衡，以维持人体细胞正常生理状态。

钙主要在小肠吸收，吸收率一般在20%～60%。钙的吸收受到多方面因素的影响。

1. 促进钙吸收的因素　维生素D可诱导钙结合蛋白的合成，促进钙的吸收；蛋白质消化过程中产生的氨基酸与钙形成的可溶性钙盐，以及乳糖与钙螯合成的可溶性络合物，均有利于钙吸收。婴幼儿、儿童、青少年、孕妇、乳母对钙的需求增加，机体可以通过自我调节提高钙的吸收率。此外，加强体育锻炼可促进骨骼中钙质储备，也有利于钙的吸收。

2. 抑制钙吸收的因素　谷皮中的植酸、蔬菜(菠菜、苋菜等)中的草酸、膳食纤维都能与钙形成不溶性有机酸盐,从而影响钙的吸收。抗酸药、四环素、肝素等碱性药物可使肠道 pH 升高,使钙吸收率降低。此外,成年后随年龄的增长和体力活动的减少,会降低人体对钙的需求量,使钙的吸收率逐渐下降。

(二)生理功能与缺乏症

1. 构成骨骼和牙齿组织　正常情况下,骨骼中的钙在破骨细胞的作用下不断被释放进入混溶钙池,而混溶钙池中的钙又不断沉积于骨组织中,使骨骼不断更新。随年龄增长,骨骼更新速率逐渐减缓。

2. 维持神经肌肉的正常兴奋性　钙能降低神经肌肉的兴奋性,当血浆中钙离子浓度明显下降时可引起手足抽搐和惊厥。

3. 维持细胞膜的正常生理功能　钙参与调节生物膜的通透性及其转换过程,降低毛细血管的通透性,防止炎症渗出和水肿。

4. 参与凝血过程　钙促使可溶性纤维蛋白原转变成纤维蛋白而发挥凝血作用。

5. 调节代谢过程和细胞生命活动　钙能影响脂肪酶、ATP 酶的活性,还可以激活腺苷酸环化酶、蛋白分解酶等多种酶的活性,调节有关物质的代谢过程及一系列细胞的生命活动。

 知识链接

骨组织及其化学成分

骨组织由骨细胞(占 2%~3% 的体积)和钙化的骨基质组成。骨细胞位于骨基质中。正常成年人骨基质中 65% 为无机盐,35% 为有机物质,这样的比例使骨骼既具有较高的硬度,又具有良好的韧性。儿童时期骨中的无机盐比例较低而有机物质含量高于成年人,使骨的韧性大但强度不够,因而易变形。老年人骨中的无机盐比例较高而有机物质含量大幅降低,因而骨的硬度和脆性增大但韧性降低,易发生骨折。

我国居民传统的膳食结构以粮谷类和蔬菜类为主,钙的摄入量普遍偏低。钙缺乏主要影响骨骼和牙齿的发育,严重缺乏可导致婴幼儿佝偻病、成人骨质软化症和老年人骨质疏松症的发生。

(三)参考摄入量与食物来源

1. 参考摄入量　中国营养学会推荐,成人钙的推荐摄入量(RNI)为青壮年每日 800mg,中老年人每日 1 000mg;可耐受最高摄入量(UL)为每日 2 000mg。不同人群的钙的推荐摄入量(RNI)和可耐受最高摄入量(UL)见附表 1-3。

2. 食物来源　乳和乳制品是钙的最好食物来源,其含量丰富,吸收率高;豆类及豆制品中的钙吸收率也比较高：虾皮、海带等水产品和芝麻酱含钙量很高；黄花菜、芥菜等含钙丰富而含草酸较少的蔬菜也是钙的较好来源。含钙较丰富的食物见表2-8。

表2-8　含钙较丰富的食物（mg/100g）

食物	钙含量	食物	钙含量	食物	钙含量
虾皮	991	黑芝麻	780	奶酪（干酪）	799
虾米	555	牛乳粉	676	海带（干）	348
黄花菜	301	荠菜	294	木耳（干）	247

二、铁

（一）分布与代谢

铁是人体所需的重要微量元素之一，正常成人体内含铁量为 4～5g，其中 75% 的铁储存于血红蛋白、肌红蛋白、含铁酶类和辅助因子中，称为功能性铁；其余的铁以铁蛋白和含铁血黄素的形式存在于肝、脾和骨髓中，称为储备铁。

食物中所含的铁可以分血红素铁和非血红素铁两类。血红素铁存在于动物性食物中，可被肠黏膜上皮细胞直接吸收；非血红素铁主要存在于植物性食物中，吸收率受草酸盐和膳食纤维等影响。

1. 促进铁吸收的因素　某些氨基酸（如胱氨酸、赖氨酸、组氨酸等）、葡萄糖和脂肪酸等能与铁螯合成可溶性的小分子单体，有利于铁的吸收。

2. 抑制铁吸收的因素　体内过多钙、鞣酸、草酸、植酸、磷酸盐、膳食纤维、碱性药物等会影响铁的吸收。

（二）生理功能与缺乏症

1. 参与体内氧的转运与组织呼吸过程　铁是血红蛋白、肌红蛋白、细胞色素酶和某些呼吸酶的主要成分，在体内参与 O_2 与 CO_2 的转运、交换和组织细胞的呼吸过程，在生物氧化过程中起重要作用。

2. 维持正常造血功能　铁与红细胞的形成和成熟密切相关。铁缺乏时，血红蛋白的合成量不足，影响幼红细胞的分裂、增殖、成熟，使红细胞的寿命缩短，自身溶血增加。

3. 其他作用　铁元素催化 β- 胡萝卜素转化为维生素 A；参与嘌呤与胶原的合成、抗体的产生及药物在肝内的解毒过程。

铁缺乏主要导致缺铁性贫血，是最常见的营养缺乏症之一，在我国占贫血的半数以上，多见于婴幼儿、孕妇和哺乳期妇女。通常情况下，4 个月以上的婴儿体内储备铁已消耗殆尽，母乳或牛乳均不能满足婴儿对铁的需要，应及时补充含铁丰富的辅食，防止缺铁性贫血的发生。

（三）参考摄入量与食物来源

1. 参考摄入量　中国营养学会推荐,成人铁的推荐摄入量(RNI)为男性每日 12mg,女性每日 20mg;可耐受最高摄入量(UL)男女均为每日 42mg。不同人群铁的推荐摄入量(RNI)和可耐受最高摄入量(UL)见附表 1-4。

2. 食物来源　动物性食物中铁的含量和吸收率较高,是铁的良好来源,主要有动物全血、肝脏、瘦肉等;黑木耳、紫菜、芝麻酱、大豆等植物性食物的含铁量也比较高。含铁较丰富的食物见表 2-9。

表 2-9　含铁较丰富的食物(mg/100g)

食物	铁含量	食物	铁含量	食物	铁含量
发菜	85.2	猪肝	23.2	黄蘑(干)	51.3
青稞	40.7	鸭血	30.5	木耳(干)	97.4
黑芝麻	22.7	蛏子	33.6	紫菜(干)	54.9

三、锌

（一）分布与代谢

成人体内含锌量为 2.0～2.5g,主要存在于肝、肾、肌肉、视网膜和前列腺中。维生素 D、葡萄糖、乳糖、柠檬酸等能促进锌的吸收;草酸、植酸、膳食纤维以及钙、亚铁离子含量高时均抑制锌的吸收。锌在体内代谢后主要经肠道排出,少量经肾脏排出。

（二）生理功能与缺乏症

锌对生长发育、免疫功能、物质代谢和生殖功能等均有重要作用。

1. 促进机体的生长发育与组织再生　锌是人体许多重要酶的组成成分,是 RNA、DNA 聚合酶的激活剂,与蛋白质、核酸的合成以及细胞生长、分裂和分化等过程关系密切。锌参与促黄体激素、促卵泡激素、促性腺激素等有关内分泌激素的代谢,对胎儿生长发育、促进性器官和功能发育均具有重要调节作用。

2. 提高人体免疫功能　锌可促进淋巴细胞的有丝分裂,增加 T 淋巴细胞的数量和活力,提高细胞免疫功能。

3. 促进食欲　锌通过维持消化酶的活性和促进味蕾细胞的更新、唾液的分泌等促进食欲。

锌缺乏可导致厌食症、异食癖、生长发育停滞等。成年人长期缺锌主要表现为性功能减退、精子数减少、免疫力低下、伤口愈合缓慢、皮肤粗糙等症状。

（三）参考摄入量与食物来源

1. 参考摄入量　中国营养学会推荐成人锌的推荐摄入量(RNI)为男性每日 12.5mg,

女性每日 7.5mg；成人可耐受最高摄入量（UL）为每日 40mg。不同人群锌的推荐摄入量（RNI）和可耐受最高摄入量（UL）见附表1-4。

2. 食物来源　不同食物中锌的含量差别很大，消化吸收率也有很大差异。动物性食物尤其是海产品是锌的良好来源；干果类、谷类胚芽、麦麸、黑芝麻也富含锌；蔬菜及水果锌含量较低。含锌较丰富的食物见表2-10。

表2-10　含锌较丰富的食物（mg/100g）

食物	锌含量	食物	锌含量	食物	锌含量
小麦胚粉	23.4	瘦羊肉	6.06	海蛎子	9.39
马铃薯粉	12.5	猪肝	3.68	蛏子	13.63
香肠	7.61	香菇（干）	8.57	鲜扇贝	11.69

四、碘

（一）分布与代谢

正常成人体内含碘量 20～50mg，体内 70%～80% 的碘存在于甲状腺组织，其余分布在骨骼肌、肺、卵巢、肾脏、淋巴结、肝脏和脑组织中。碘通过消化道极易被人体吸收，主要储存于甲状腺内，大部分经肾脏排出，少数经肠道、汗腺排出。

（二）生理功能与缺乏症

碘在体内主要参与甲状腺素的合成，生理功能主要通过甲状腺素的生理作用表现出来。

1. 参与能量代谢　甲状腺素通过三羧酸循环促进蛋白质、脂肪和糖类代谢，调节能量转换，促进肝糖原分解及组织对糖的利用，为人体的生长发育提供充足的能量。

2. 促进代谢和神经系统发育　所有哺乳类动物的生长发育都必须依赖于甲状腺素的参与，尤其是在胚胎阶段和出生后的早期影响很大，特别是对智力发育。

碘缺乏的常见症状为甲状腺肿大。这是由于缺碘造成甲状腺素合成分泌不足，引起垂体大量分泌促甲状腺激素，导致甲状腺组织代偿性增生而发生腺体肿大。妊娠期或哺乳期母亲严重缺碘，可导致婴幼儿克汀病。

（三）参考摄入量与食物来源

1. 参考摄入量　中国营养学会推荐，成人碘的推荐摄入量（RNI）为每日 120μg，可耐受最高摄入量（UL）为每日 600μg。不同人群碘的推荐摄入量（RNI）和可耐受最高摄入量（UL）见附表1-4。

2. 食物来源　海产品是碘的良好食物来源。海带、紫菜等含碘量非常高，海鱼、贝类、海虾等含碘也很丰富。常见食物的碘含量见表2-11。

表2-11 常见食物的碘含量(μg/100g)

食物	碘含量	食物	碘含量	食物	碘含量
海带(干)	36 200	鸡蛋	22.5	核桃	10.4
紫菜(干)	4 320	柿子	6.3	山药	3.6
带鱼(鲜)	5.5	菠菜	4.6	大白菜	2.4

第六节 维 生 素

 工作情景与任务

情景导入:

某患者,工程师,近半年来一直忙于软件开发,长时间工作于电脑前,经常以方便面或甜点代替正餐,半个月前开始自觉眼干、视物模糊、眼痒等不适而就诊。检查发现其暗适应能力下降,角膜干燥、发炎,球结膜出现泡状灰色斑点。

请思考:

1. 初步判断该患者可能患有何种营养缺乏症?

2. 根据该患者所患疾病,膳食方面应注意多补充哪些食物?

维生素是维持人体正常生理功能及细胞内代谢反应所必需的微量低分子有机化合物。维生素既不参与构成人体组织,也不为人体提供能量,只需要少量即可维持人体正常的生理功能。维生素或其前体物质广泛存在于天然食品中,体内一般不能合成或合成数量不能满足机体需要,必须从食物中获取。维生素按其溶解性分为脂溶性维生素和水溶性维生素两大类。

脂溶性维生素包括维生素A、D、E、K,在食物中常与脂类共存。这类维生素易溶于脂肪和有机溶剂而不溶于水,吸收后储存于体内,过量蓄积可引起中毒;若摄入不足,可引起缺乏症。

水溶性维生素包括B族维生素和维生素C,体内不能大量储存。当机体组织内达到饱和状态后会经肾脏排出,一般不出现中毒,但易出现缺乏症。

一、维生素A

维生素A又称视黄醇,天然维生素A只存在于动物性食物中,植物性食物中的β-胡萝卜素在机体内可转化成维生素A,故又称维生素A原。

（一）生理功能与缺乏症

1. 维持正常视觉功能　维生素 A 参与视网膜内视紫红质的合成与再生，以维持正常视觉功能。当维生素 A 缺乏时，视紫红质合成障碍，对弱光敏感度下降，暗适应时间延长，严重时表现为夜盲症。

2. 维持上皮细胞的正常生长和分化　维生素 A 通过调节上皮细胞内糖蛋白的合成来维持上皮组织的正常生长和分化，从而保障上皮细胞的完整性。

3. 促进生长发育　维生素 A 通过促进蛋白质的合成来影响儿童的生长发育；视黄醇和视黄酸还能影响动物精子的生成和雌激素的分泌，进而影响生殖功能。

4. 维持人体免疫功能　维生素 A 能促进免疫球蛋白的合成，增强细胞免疫的功能。

维生素 A 长期缺乏，可引起眼干燥症和夜盲症；皮肤干燥、毛囊角化过度而发生毛囊丘疹和毛发脱落；儿童生长发育迟缓，易发生感染。长期过量摄入维生素 A 可引起中毒，主要表现为厌食、恶心、呕吐、易激动、毛发稀少、肝脾肿大等。

（二）参考摄入量与食物来源

1. 参考摄入量　中国营养学会推荐，成人维生素 A 的推荐摄入量（RNI）为男性每日 800μgRAE（视黄醇活性当量），女性每日 700μgRAE；可耐受最高摄入量（UL）成年人每日 3 000μgRAE。不同人群维生素 A 的推荐摄入量（RNI）和可耐受最高摄入量（UL）见附表 1-5。

2. 食物来源　维生素 A 的最好食物来源是动物肝脏、鱼肝油、全乳、禽蛋等；β- 胡萝卜素的良好来源是深色蔬菜和水果，如胡萝卜、辣椒、苋菜、青花菜、南瓜、柑、柿子等。含维生素 A 和胡萝卜素较丰富的食物见表 2-12。

表 2-12　含维生素 A 和胡萝卜素较丰富的食物

食物名称	维生素 A/（μgRAE·100g⁻¹）	食物名称	胡萝卜素/（μg·100g⁻¹）
羊肝	20 972	胡萝卜	4 107
鸡肝	10 414	菠菜	2 920
牛肝	20 220	小白菜	1 853
猪肝	6 502	芹菜叶	2 930

二、维生素 D

维生素 D 又称抗佝偻病因子，是类固醇的衍生物，分别由植物中的麦角固醇和人体皮下组织中的 7- 脱氢胆固醇经日光或紫外线照射转变而成。

（一）生理功能与缺乏症

1. 促进小肠对钙的吸收　维生素 D 进入肠黏膜上皮细胞后可诱发合成一种特异的

钙结合蛋白,这种结合蛋白能把钙从小肠通过主动转运的方式进入血液循环,从而促进钙的吸收。

2. 促进肾小管对钙、磷的重吸收　维生素 D 直接作用于肾脏,促进肾小管对钙、磷的重吸收,减少钙、磷的流失,促进骨骼和牙齿的钙化。

3. 维持血钙水平　当血钙浓度降低时,维生素 D 能促进小肠对钙的吸收、肾小管对钙的重吸收和骨钙动员;当血钙过高时,维生素 D 能促进甲状旁腺产生降钙素,抑制骨钙的动员及增加钙、磷的排出,维持血钙在正常水平。

维生素 D 缺乏,婴幼儿可导致佝偻病,成年人可导致骨质软化症,老年人可导致骨质疏松症。

（二）参考摄入量与来源

1. 参考摄入量　中国营养学会推荐,维生素 D 的推荐摄入量（RNI）青壮年为每日 10μg,老年人为 15μg,可耐受最高摄入量（UL）均为每日 50μg/d。不同人群维生素 D 的推荐摄入量（RNI）和可耐受最高摄入量（UL）见附表 1-5。

2. 食物来源　人体维生素 D 的主要来源是通过日照,含量丰富的食物是鱼肝油,其他如肝脏、蛋黄、奶油和奶酪中维生素 D 的含量相对也较多。瘦肉、乳、坚果中仅含微量维生素 D。

 知识链接

适当晒太阳的好处

1. 晒太阳可以延缓衰老　人体所需的维生素 D,其中 90% 是通过晒太阳而获得。因此,晒太阳可以促进儿童、青少年骨骼发育,预防佝偻病,对成年人则有防止骨质疏松症功效。

2. 晒太阳能够预防皮肤病　适当接受紫外线照射,可以有效杀灭皮肤上的细菌,预防感染性皮肤病;晒太阳还能够增加吞噬细胞活力,增强人体的免疫功能。

3. 日光在调节人体生命节律以及心理方面也有一定的作用　晒太阳能够促进人体的血液循环,增强人体的新陈代谢能力,调节中枢神经,从而使人感到舒展而舒适。阳光中的紫外线还可以刺激骨髓制造红细胞,提高造血功能,预防贫血。

三、维生素 E

维生素 E 又称生育酚,易被氧化,对热及酸稳定,因此在烹调时损失不大,但油炸时维生素 E 活性明显降低。

（一）生理功能与缺乏症

维生素 E 生理功能主要是保护细胞及细胞内部结构完整,防止某些酶和细胞内部成分遭到破坏。

1. 抗氧化、防衰老　维生素 E 能够捕捉自由基,抑制细胞内和细胞膜上的脂质过氧化作用,保护生物膜的结构和功能,减少脂褐质的形成,改善皮肤弹性,预防衰老。

2. 与动物的生殖功能有关　维生素 E 与精子的生成和繁殖能力有关。实验发现,维生素 E 与性器官的成熟和胚胎发育有关,故临床上常用来治疗先兆流产和习惯性流产。

3. 保持红细胞的完整性　维生素 E 长期缺乏者容易造成红细胞膜受损,导致溶血性贫血。

维生素 E 缺乏主要发生在婴儿期(特别是早产儿),主要临床表现是贫血、水肿及神经肌肉症状。

(二)参考摄入量与来源

1. 参考摄入量　中国营养学会建议,成人维生素 E 的适宜摄入量(AI)为每日 14mgα-TE(生育酚当量),可耐受最高摄入量(UL)为每日 700mgα-TE。不同人群维生素 E 的适宜摄入量(AI)和可耐受最高摄入量(UL)见附表 1-5。

2. 食物来源　维生素 E 广泛存在于各种动物性食物和植物性食物之中,因此成人一般不会缺乏维生素 E。含维生素 E 较丰富的食物见表 2-13。

表 2-13　含维生素 E 较丰富的食物(mg/100g)

食物名称	维生素 E	食物名称	维生素 E
油面筋	7.18	花生(炒)	12.94
松子(炒)	25.20	山核桃(干)	65.55
豆腐皮	46.55	黄豆	18.90
木耳(干)	11.34	黑豆	17.36

四、维生素 B_1

维生素 B_1 又称硫胺素,也叫抗脚气病因子或抗神经炎因子,在酸性条件下较稳定,在中性和碱性条件下遇高温极易破坏,故在煮粥、蒸馒头时加碱会造成米、面中维生素 B_1 大量损失。

(一)生理功能与缺乏症

1. 参与体内物质和能量代谢　维生素 B_1 在体内参与构成多种脱羧酶的辅酶,促进糖代谢,调节人体的能量代谢和核酸、氨基酸等物质代谢。

2. 增强食欲　维生素 B_1 能抑制乙酰胆碱酯酶活性,减少乙酰胆碱的水解,促进胃肠蠕动和消化腺的分泌,从而增强食欲。

维生素 B_1 缺乏可引起体内能量代谢障碍,严重者会出现脚气病。脚气病的典型临床表现是多发性神经炎、肌肉萎缩和水肿。

（二）参考摄入量与食物来源

1. 参考摄入量　中国营养学会推荐，成人维生素 B_1 的推荐摄入量（RNI）为男性每日 1.4mg，女性 1.2mg。不同人群维生素 B_1 的推荐摄入量（RNI）见附表 1-6。

2. 食物来源　维生素 B_1 最好的食物来源是粮谷类，其次是豆类和干果类，动物内脏、瘦肉、禽蛋及绿叶菜中含量也较多。粮谷类中的维生素 B_1 主要分布在谷皮和胚乳中，若米、面加工过于精细或过分淘洗以及在烹调中加碱，均可造成维生素 B_1 大量损失。含维生素 B_1 较丰富的食物见表 2-14。

表 2-14　含维生素 B_1 较丰富的食物（mg/100g）

食物名称	维生素 B_1	食物名称	维生素 B_1
鸡肝	0.33	猪肉（瘦）	0.54
小麦粉（标准粉）	0.46	燕麦	0.46
黄豆	0.41	葵花籽（熟，原味）	0.94
小米	0.33	豌豆	0.49

五、维生素 B_2

维生素 B_2 又称核黄素，为棕黄色针状结晶，味微苦，能溶于水，耐热，在酸性或中性环境中稳定，在碱性环境易分解而失去活性。游离型维生素 B_2 对光敏感，特别是对紫外线。食物中的维生素 B_2 主要是结合型，对光比较稳定。

（一）生理功能与缺乏症

1. 参与物质代谢　维生素 B_2 是多种氧化酶系统不可或缺的构成部分，在生物氧化中起到递氢体的作用，参与氨基酸、脂肪酸和碳水化合物的代谢。

2. 参与细胞的正常生长　在皮肤黏膜特别是处于经常活动的弯曲部位，损伤后的细胞再生需要维生素 B_2。当维生素 B_2 缺乏时，即使是小的损伤也不容易愈合，此可视为维生素 B_2 缺乏的特殊表现。

3. 其他作用　维生素 B_2 与肾上腺皮质激素的产生、骨髓中红细胞的生成以及铁的吸收、储存和动员有关。

维生素 B_2 缺乏症主要表现为皮肤、黏膜炎症或溃疡，如口角炎、口唇炎、舌炎、眼睑炎、阴囊炎、脂溢性皮炎和口腔溃疡及生殖道溃疡等。

（二）参考摄入量与食物来源

1. 参考摄入量　中国营养学会推荐，成人维生素 B_2 的推荐摄入量（RNI）为男性每日 1.4mg，女性每日 1.2mg。不同人群维生素 B_2 的推荐摄入量（RNI）见附表 1-6。

2. 食物来源　动物性食物是维生素 B_2 的主要来源,如肝脏、乳类、蛋类。紫菜中含有丰富的维生素 B_2,坚果、大豆中也有一定的含量,研磨后的谷物可损失 60%。含维生素 B_2 较丰富的食物见表 2-15。

表 2-15　含维生素 B_2 较丰富的食物(mg/100g)

食物名称	维生素 B_2	食物名称	维生素 B_2
全脂乳粉	0.73	黄蘑(干)	1.00
鹌鹑蛋	0.49	奶酪(干酪)	0.91
猪肝	2.02	紫菜(干)	1.02
黄鳝	0.98	香菇(干)	1.26

六、维生素 C

维生素 C 又称抗坏血酸,是人体需要量最大、生理功能最多的一种维生素。维生素 C 在干燥、避光和酸性条件下稳定,但在有氧、光、热或碱性环境下容易被氧化破坏。

(一)生理功能与缺乏症

1. 抗氧化作用和预防衰老　维生素 C 可脱氢而被氧化,有很强的还原性,是人体内重要的抗氧化物质之一,可保护其他物质免受氧化损害,防止生物膜的脂质过氧化,发挥抗衰老作用。

2. 参与胶原蛋白合成　维生素 C 可保持脯氨酸与赖氨酸羟化酶活性,并使之转化为羟脯氨酸与羟赖氨酸。羟脯氨酸与羟赖氨酸是胶原蛋白的重要成分,可维持血管壁的弹性及促进伤口愈合。

3. 降低胆固醇　维生素 C 通过将体内胆固醇转化为硫酸盐排出或参与肝中胆固醇形成胆酸的羟化作用来降低胆固醇含量,预防动脉粥样硬化的发生。

4. 其他作用　维生素 C 通过促进抗体的合成以及增强中性粒细胞的吞噬作用来提高人体抵抗力;维生素 C 可缓解汞、铅、砷等毒物以及药物的毒性,是一种非特异性解毒剂。

维生素 C 缺乏可引起维生素 C 缺乏病(坏血病),早期表现为疲劳、倦怠、皮肤出现瘀点或瘀斑,继而出现牙龈肿胀出血、球结膜出血、伤口愈合缓慢、关节疼痛及关节腔积液等。

(二)参考摄入量与食物来源

1. 参考摄入量　中国营养学会推荐,成人维生素 C 的推荐摄入量(RNI)为每日 100mg,可耐受最高摄入量(UL)为每日 2 000mg。不同人群维生素 C 的推荐摄入量(RNI)和可耐受最高摄入量(UL)见附表 1-6 续 2。

2. 食物来源　维生素 C 的主要来源是新鲜蔬菜和水果,一般叶菜类比根茎类的含量高,酸味水果比无酸味水果含量高。含维生素 C 较丰富的食物见表 2–16。

表 2–16　常见食物中维生素 C 含量(mg/100g)

食物名称	维生素 C	食物名称	维生素 C
小白菜	64	橙	33
甜椒	130	桂圆	43
苦瓜	56	枣(鲜)	243
青花菜	56	草莓	47

本章小结

　　人体经食物摄取的营养素包括蛋白质、脂类、碳水化合物三大供能物和维生素、无机盐、水。常态下人体热能主要来自碳水化合物,营养不良或营养过剩均有损健康。

　　体内必须从食物中摄取的氨基酸、脂肪酸分别称为必需氨基酸和必需脂肪酸;蛋白质各种必需氨基酸构成比例称为氨基酸模式;多种食物混合食用,其中必需氨基酸取长补短而提高了营养价值,称为蛋白质互补作用。

　　缺钙可致佝偻病、骨质疏松症,乳和乳类制品是钙最好的食物来源;缺铁可致贫血,全血、肝脏、瘦肉等动物性食物是铁的良好食物来源。

　　维生素 A 缺乏可致夜盲症,肝脏、鱼肝油及深色蔬菜和水果是其良好食物来源;维生素 D 缺乏可致佝偻病或骨质疏松症,日照是人体维生素 D 的主要来源;维生素 E 广泛存在于各种食物中,成人一般不会缺乏,婴儿缺乏可出现贫血、水肿等症状;维生素 B₁ 缺乏可致脚气病,最好食物来源是粮谷类;维生素 B₂ 缺乏可致皮肤黏膜受损,动物性食物是其主要来源;维生素 C 缺乏可致坏血病,新鲜蔬菜水果含量丰富。

(张继战　丁　博)

思考与练习

1. 人体能量消耗途径及主要来源有哪些?
2. 人体必需营养素有哪几类? 三大产能营养素的能量系数分别是多少?
3. 蛋白质、脂肪、碳水化合物的主要生理功能有哪些?
4. 无机盐、维生素的主要特点及生理作用是什么?

第三章 | 各类食物的营养价值

03章 数字资源

学习目标

1. 具有节约粮食、杜绝浪费的意识和行为。
2. 掌握谷类和乳类食物的营养价值。
3. 熟悉豆类、蔬菜水果类、肉类、蛋类的营养价值。
4. 了解食物营养价值的概念；加工烹调对食物营养价值的影响；薯类、坚果类、乳制品的营养特点。
5. 学会科学选择食物，能指导社区人群合理搭配食物。

食物是人类赖以生存的物质基础，是人体热能和营养素的基本来源。自然界中食物品种繁多，按照其来源可分为两大类：一类是植物性食物，如谷薯类、豆类、蔬果类以及坚果等；另一类是动物性食物，如畜禽肉、鱼类、蛋类、乳类等。

食物的营养价值是指食物中所含营养素和热能满足人体营养需要的程度。食物营养价值高低取决于食物中营养素的种类、数量与比例，以及被人体消化吸收和利用的程度。不同食物的营养价值有差异，对人体健康发挥的作用也各不相同。如谷薯类以碳水化合物含量最为丰富，是人体热能的主要来源；蔬菜水果类主要为人体提供维生素和无机盐；大豆类和动物性食物则主要提供优质蛋白质和适量脂肪。

食物营养价值是相对的，同一类食物由于品种、产地、部位、成熟度、加工烹调方法等不同，营养价值也不同。合理选择食物、科学烹调加工是实现合理营养、维护健康、预防疾病的根本保证。

 营养与健康

随着经济发展和人民生活水平提高，精制米面消耗量日益增长，同时城市生活节奏加快，多数上班族的午餐比较简单或随意，以快餐或自带隔夜饭菜为主，而晚餐较丰盛。长期食用精制米面有哪些弊端？隔夜饭菜对食物营养价值哪些影响？

第一节 植物性食物

 工作情景与任务

情景导入：

某 8 岁儿童，挑食，喜欢吃肉，不喜欢蔬菜、水果，奶奶常购买精制香米和精白面粉制作各种小吃。

请思考：

1. 蔬菜、水果主要为人体提供哪些营养素？

2. 如果米面加工过细，最容易损失哪些营养素？

植物性食物包括谷类、薯类、豆类、坚果类、蔬菜和水果类等，是人类重要的食物来源。

一、谷 薯 类

谷薯类包括谷类和薯类，谷类有大米、小麦、玉米、小米、高粱等，薯类有甘薯、马铃薯、芋头等。

（一）谷类

谷类食物品种多，不同国家和地区的居民膳食中谷类的摄入种类和数量有所不同，如中国南方居民以大米为主食，北方居民以小麦为主食。

1. 谷粒结构和营养素分布　不同种类的谷粒外观、形态、大小不一，但基本结构相似，由谷皮、糊粉层、胚乳、胚芽四部分组成。谷粒最外层是谷皮，含有纤维素、半纤维素、钙、磷及 B 族维生素；糊粉层介于谷皮和胚乳之间，富含蛋白质、脂肪、B 族维生素和钙、磷，谷皮和糊粉层是人体 B 族维生素的重要来源；胚乳是谷粒的主要组成部分，含有大量淀粉和适量蛋白质；胚芽位于谷粒的一端，含有蛋白质、脂肪、钙、磷、B 族维生素和维生素 E。谷粒结构及主要营养成分见图 3-1。

"全谷物"是指未经精细化加工，或虽经碾磨、粉碎、压片等处理仍保留了完整谷粒所具备的胚乳、胚芽组成及其天然成分的谷物。与精制谷物相比，全谷物含有谷物全部的天然营养成分，如膳食纤维、B 族维生素、维生素 E、无机盐、不饱和脂肪酸等，在改善血糖、血脂、血压，降低心脑血管疾病，以及控制体重、预防肠道疾病等方面，均可发挥较好作用。

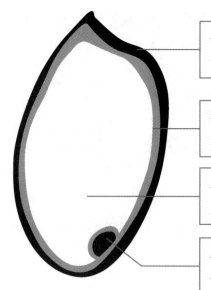

谷皮（占谷粒6%，含纤维素、半纤维素及钙、磷、B族维生素）

糊粉层（占6%~7%，含蛋白质、脂肪和B族维生素、钙、磷）

胚乳（占83%~87%，含大量淀粉、一定量的蛋白质）

胚芽（占2%~3%，含蛋白质、脂肪、钙、磷、B族维生素、维生素E）

图 3-1　谷粒结构及主要营养成分

2. 谷类的营养价值　谷类是中国居民的主食，是人体能量的主要食物来源。

（1）碳水化合物：含量高，平均为 70%～80%，主要为淀粉。淀粉经过烹调加工发生糊化，容易被人体消化吸收，是人体最经济、最主要的能量来源。谷皮中富含纤维素、半纤维素，精细加工容易丢失。

（2）蛋白质：不同谷物蛋白质含量差别较大，一般为 7.5%～15%，主要存在于糊粉层。醇溶蛋白和谷蛋白是谷类特有的蛋白质。小麦的醇溶蛋白和谷蛋白具有吸水膨胀性，可形成具有延展性和可塑性的面筋质网状结构，适宜制作各种面点。

通常谷类蛋白质的必需氨基酸组成不理想，赖氨酸为其第一限制性氨基酸；玉米蛋白质中色氨酸含量也相对不足，为第二限制性氨基酸；小麦粉蛋白质除赖氨酸是第一限制性氨基酸外，异亮氨酸、苏氨酸和缬氨酸含量相对不足。因此，谷类蛋白质的营养价值低于动物性食物。可采用改良谷物品种、赖氨酸强化或者蛋白质互补原理弥补赖氨酸不足，提高谷类蛋白质的营养价值。

（3）脂肪：在谷物中含量普遍较低，大米、小麦、大麦、青稞为 0.6%～1%，玉米、小米、高粱为 3%～4%，燕麦达 7%。脂肪主要分布在糊粉层和胚芽，研磨加工时易转入糠麸中丢失。玉米胚芽中脂肪含量高达 17% 以上，常用来加工玉米胚芽油。玉米胚芽油中不饱和脂肪酸含量 80% 以上，其中亚油酸占油脂总量的 50% 以上。

（4）无机盐：主要是钙和磷，含量为 1.5%～3.0%，主要存在于谷皮和糊粉层，精细加工容易损失。

（5）维生素：谷类中 B 族维生素含量丰富，以维生素 B_1 和烟酸为主。但玉米中的烟酸为结合型，不易被人体利用，以玉米为主食的居民可能因烟酸缺乏导致癞皮病。玉米和小麦胚芽中含有较多的维生素 E。谷类的维生素主要分布在糊粉层、胚芽和谷皮，加工精度越高，维生素丢失越多。

3. 加工、烹调、储藏对谷类营养价值的影响　谷粒营养成分分布不均匀,加工、烹调、储藏对其营养价值影响很大。

（1）谷类加工:主要有制米和制粉两种。谷粒经过加工,去除杂质和谷皮,改善谷物感官性状,有利于消化吸收。加工精度越高,糊粉层和胚芽破坏越严重,丢失的营养素越多,以B族维生素损失最为显著。不同加工方式的小麦产品营养成分比较见表3-1。

表3-1　小麦产品营养成分对比(以100g食部计)

营养成分	小麦粉	小麦胚粉	麸皮	挂面（标准粉）	挂面（富强粉）	通心面
蛋白质 /g	15.7	36.4	15.8	10.1	13.0	11.9
脂肪 /g	2.5	10.1	4.0	0.7	1.5	0.1
碳水化合物 /g	70.9	44.5	61.4	76.0	74.7	75.8
不溶性膳食纤维 /g	—	5.6	31.3	1.6	—	0.4
钙 /mg	31	85	206	14	21	14
磷 /mg	167	1 168	682	153	112	97
维生素 B_1/mg	0.46	3.50	0.30	0.19	0.13	0.12
维生素 B_2/mg	0.05	0.79	0.30	0.04	0.04	0.03
维生素 E/mg	0.32	23.20	4.47	1.11	Tr	—

加工过于粗糙,出粉(米)率高,营养素损失少,但感官性状差,消化吸收率也相应降低。谷粒加工时既要改善感官性状,提高消化吸收率,又要最大限度保留营养成分。

（2）谷类烹调:经过烹调可提高消化率,杀灭病原微生物。大米在烹调前需要淘洗,淘洗过程中水溶性维生素和无机盐有部分丢失,营养素损失的程度与淘洗次数、水温高低、浸泡时间有关,减少淘洗次数、降低淘洗水温、缩短浸泡时间可保留更多的维生素和无机盐。不同烹调方法引起营养素损失的程度不同,捞煮、烹调时加碱、高温油炸等易导致B族维生素损失。

（3）谷类储藏:正常条件下,谷物蛋白质、维生素、无机盐含量变化不大。当储藏条件不当,谷粒发生霉变,感官性状和营养价值都降低,严重时失去食用价值。

 知识链接

杂交水稻造福人类

中国是世界上最早种植水稻的国家。1964年袁隆平率先在国内开展水稻杂种优势利用研究;1973年成功突破制种难关,制种产量达平均亩产350斤;1997年开展超级杂交稻研究,2000年第一期、2004年第二期、2012年第三期、2014年第四期分别实现中国超级稻亩产 700kg、800kg、900kg、1 000kg；2020 年 11 月袁隆平团队研发的杂交水稻双季亩产突破 1 500kg。中国依靠自身力量，实现了由"吃不饱"到"能吃饱、吃得好"的历史性转变。

（二）薯类

薯类是马铃薯、甘薯、芋头、山药、木薯等根茎类食物的统称，富含淀粉、膳食纤维，含有较多的无机盐和维生素，蛋白质和脂肪含量低，常作为谷类或蔬菜的补充。薯类富含多种植物化学物质，具有一定的生物活性作用。从薯类提取的淀粉可制作成粉丝，薯类食物可加工成薯条等风味食品。

1. 薯类的营养价值

（1）蛋白质：薯类中蛋白质含量比谷类低，一般为 2%～3%，如马铃薯约为 2%，甘薯约为 1%，甘薯氨基酸组成与大米相近。甘薯、山药和芋头中的黏性物质是由甘露聚糖和球蛋白结合而成的黏蛋白，可防止脂肪在心血管壁上沉积，保持血管壁的弹性，预防心脑血管疾病。

（2）脂肪：薯类脂肪含量很低，每 100g 甘薯脂肪含量仅为 0.2g，约为大米脂肪含量的 1/4，多吃有助于减肥。因此，甘薯是低热量、低脂肪食品中的佼佼者。

（3）碳水化合物：薯类的主要成分是淀粉和膳食纤维。薯类的淀粉含量仅次于谷类，含 16%～30%，能量仅相当于相同重量谷类的 1/4～1/3。薯类食物不仅热量较低，而且餐后的饱腹感比较强，因此每天进食适量的薯类，对于需要控制能量摄取的人群是有帮助的，可预防肥胖及肥胖引发的诸多慢性疾病。

（4）无机盐：薯类中含有一定量的磷、铁、钾、钙等无机盐，属典型的高钾低钠食品，对改善血管功能、预防心脑血管疾病的发生有帮助。

（5）维生素：马铃薯含有丰富的维生素 C、B 族维生素和胡萝卜素，其中以维生素 C 含量最多，达 27mg/100g。甘薯含胡萝卜素非常丰富，是胡萝卜素的良好来源，其含量为马铃薯的 4 倍，维生素 C 含量为 25mg/100g。木薯维生素 C 含量高达 35mg/100g。鲜薯中的维生素 C 含量均比大米高。

2. 薯类的保健作用　薯类比粗粮的口感要好，且富含膳食纤维，甘薯为 1.3%，马铃薯为 0.7%，木薯为 1.6%，其在肠内可吸收大量水分，增大粪便体积，促进肠胃蠕动和通便，因而增加薯类摄入可降低便秘的发病风险，对于预防结直肠肿瘤有一定作用；薯类含有丰富的胶原和黏多糖类物质，这类物质能促进胆固醇代谢，抑制胆固醇在动脉壁沉积，保护动脉血管的弹性，防止动脉粥样硬化；薯类是碱性食品，与动物性食物搭配，有利于维护机体酸碱平衡，减轻人体代谢负担；薯类具有较强的饱腹作用，对血糖影响较小，而且有利于控制体重，因此对患有高血压和心脑血管疾病的人群有益。可见，薯类食物有着明显的营养优势，平衡膳食中主张每天摄入谷薯类食物，也就是谷薯混合食用，可降低每天膳食淀粉的摄入量，能量也会随之降低，而且弥补了精白米面中膳食纤维、维生素和无机盐的不足，这对提升每天饮食的营养质量是非常有益的。但油炸薯片和薯条因油脂含量较高,过多摄入可增加肥胖症的发病风险。

二、豆类、坚果类

豆类按营养成分不同分为大豆类和干豆(杂豆)类。坚果类是富含油脂的种子类食物,包括核桃、花生、芝麻、腰果、杏仁、松子、瓜子等。

(一)大豆及其制品

大豆按颜色分为黄豆、青豆、黑豆等。豆制品是以大豆为原料制作的发酵或非发酵食品,如豆腐、豆浆、豆腐干等。大豆及其制品是膳食中优质蛋白质的重要来源。

1. 大豆的营养价值　富含蛋白质、脂肪、维生素和钙、磷、钾等无机盐。

(1)蛋白质:大豆蛋白质含量为35%~40%,是植物性食物中蛋白质含量最高的食物。大豆蛋白质的氨基酸模式与人体氨基酸模式接近,易于被人体吸收利用,属于优质蛋白质。其赖氨酸含量较多、蛋氨酸相对不足,与谷类混合食用,可起到蛋白质互补作用。

(2)脂肪:大豆脂肪含量为15%~20%,以黄豆和黑豆较高。大豆油不饱和脂肪酸约占总脂肪量的85%,其中亚油酸达52%~57%,能有效降低动脉粥样硬化的风险。大豆油是中国居民主要的烹调用油之一。

(3)碳水化合物:大豆碳水化合物含量为25%~30%,一半为可供利用的半乳糖和蔗糖,淀粉含量少;另一半为不能被消化吸收的寡糖,主要存在于大豆细胞壁,如棉子糖、水苏糖。

(4)无机盐:大豆中富含钙、磷、钾、铁等无机盐,是膳食钙的良好来源。

(5)维生素:大豆富含维生素E、胡萝卜素和B族维生素。青豆含有一定量的维生素C,大豆发芽制成豆芽后维生素C含量明显增高。

大豆中含有多种植物化学物质,对人体健康具有保健作用。如大豆异黄酮具有抗氧化性、抗癌性、类雌激素等特点,可延缓衰老、改善月经不调、预防骨质疏松症、预防肿瘤等;大豆皂苷具有抗氧化、抗自由基、抗肿瘤、抗血栓等功效,可增强机体免疫调节能力,降血脂,预防糖尿病发生等;大豆甾醇能够阻碍胆固醇的吸收,具有降血脂作用,能预防和治疗高血压、冠心病等心血管疾病;大豆卵磷脂对营养相关慢性疾病如高脂血症和冠心病有一定的预防作用;大豆低聚糖具有维持肠道微生态平衡、提高免疫力、降血脂、降血压等作用。大豆中也存在抗营养因子,如植酸、蛋白酶抑制剂、植物血凝素,对人体健康产生不利影响,烧熟煮透可去除这些抗营养因子,提高消化吸收率。

2. 豆制品的营养价值

(1)豆腐:是大豆经过浸泡、研磨、过滤、煮浆等工序加工而成,其蛋白质含量5%~6%,碳水化合物2.8%~3.4%,脂肪0.8%~1.3%。加工过程中去除了大量粗纤维,植酸、胰蛋白酶抑制剂和植物血凝素被破坏,营养素利用率得到提高。

(2)豆腐干:豆腐去除大量水分,营养成分得以浓缩,蛋白质含量可达20%~45%。

（3）豆浆：将大豆经水泡后磨碎、过滤、煮沸而成，易于消化吸收。

（4）大豆蛋白制品：以大豆为原料制成的蛋白质制品，主要有大豆分离蛋白、大豆浓缩蛋白、大豆组织蛋白等，其氨基酸组成和蛋白质功效比值较好，广泛应用于肉制品、烘焙食品和乳类制品等食品加工业。

3. 加工烹调对营养价值的影响　豆制品加工需经过浸泡、研磨、加热、凝固等工序，过程中可去除纤维素和抗营养因子，能改善蛋白质结构，提高蛋白质的消化率。如干炒大豆的蛋白质消化率只有50%，整粒煮食为65%，加工成豆浆后可达85%，制成豆腐其消化率提高到92%～96%。

大豆可经发酵制作成豆豉、豆腐乳、酱油等。发酵过程使蛋白质部分降解，提高消化率；产生游离氨基酸，增加食品的鲜味口感；在微生物作用下，合成维生素 B_2、维生素 B_6 及维生素 B_{12}，是素食人群维生素 B_{12} 的重要食物补充。经过发酵，大豆中的棉子糖、水苏糖被微生物分解，故发酵豆制品不会引起胀气。

大豆发芽制成豆芽，维生素 C 含量增至 5～10mg/100g，维生素 B_{12} 含量为大豆的 10 倍。发芽使大豆中植酸降解，钙、磷、铁等释放出来，可增加无机盐的消化吸收率。

（二）坚果类

坚果类属高热量高脂肪食品，不饱和脂肪酸含量较高，富含维生素 E，对营养相关性疾病有一定的预防作用。

坚果蛋白质含量为 12%～25%，核桃蛋白质中蛋氨酸和赖氨酸含量不足；脂肪含量高达 44%～70%，以不饱和脂肪酸为主，如核桃脂肪含量 60% 以上，其中亚油酸占 47%～73%；碳水化合物含量因品种不同而差异较大，栗子中碳水化合物高达 77.2%，其他坚果较低。坚果中无机盐比较丰富，含有大量的硒和维生素 E，具有抗氧化作用，对预防衰老有一定作用。

 知识链接

世界粮食日

10 月 16 日是世界粮食日，始于 1981 年。在第 41 个世界粮食日到来之际，中国粮食行业协会和北京市粮食行业协会联合举办了 2021 年"世界粮食日——节粮减损我们在行动"主题活动，呼吁全面爱粮、节粮、科学用粮，在全社会形成"减少粮食损失，制止粮食浪费"的优良风尚。

三、蔬菜、水果类

蔬菜和水果品种繁多，富含维生素、无机盐和膳食纤维，蛋白质和脂肪含量很少，是人体维生素、无机盐和膳食纤维的主要来源。

（一）蔬菜的营养价值

蔬菜按结构和可食部位不同分为叶菜类、花芽类、瓜茄类、豆荚类、根茎类和菌藻类，不同种类蔬菜的营养成分差异较大。

1. 维生素　维生素含量与蔬菜的品种、新鲜程度、颜色和部位有关，深色蔬菜比浅色蔬菜高，嫩叶比枯老叶含量高，叶部比根茎部高。嫩茎、叶、花菜类蔬菜富含 β- 胡萝卜素、维生素 C 和维生素 B_2，绿色、黄色或红色蔬菜中胡萝卜素含量较多，豆荚类（如四季豆、豇豆）含有丰富的 B 族维生素。维生素 B_2、叶酸以绿叶菜含量较多。建议日常膳食多食用深色新鲜蔬菜。

2. 无机盐　蔬菜中钙、磷、铁、钾、钠、镁、铜等无机盐含量丰富，其中钾含量最多，其次为钙和镁，是中国居民膳食无机盐的重要来源。海带、紫菜等食物富含钙和碘，绿叶蔬菜中钙、铁含量丰富。但苋菜、菠菜、鲜竹笋等蔬菜中含有较高的草酸，影响肠道对钙和铁的吸收，焯水和爆炒可以将其破坏。

3. 碳水化合物　不同种类蔬菜含量差异大，一般为 4% 左右，南瓜、藕含量较高。蔬菜所含碳水化合物有单糖、双糖、淀粉和膳食纤维。胡萝卜、南瓜、西红柿中单糖和多糖含量较多。蔬菜中膳食纤维含量为 1%～3%，叶菜、茎类蔬菜中纤维素、半纤维素含量较多，南瓜、胡萝卜、西红柿含有一定的果胶。

蔬菜是人体膳食纤维的主要来源，可促进肠蠕动，减少胆固醇吸收，对防治糖尿病和预防肠道肿瘤有一定的作用。蘑菇、银耳等菌藻类含有的多糖物质具有提高人体免疫力、辅助抗肿瘤等作用。

4. 蛋白质　大部分蔬菜蛋白质含量低，一般为 1%～2%。干蘑菇的蛋白质含量高达20% 以上，且必需氨基酸的含量高、比例均衡，营养价值较高。

5. 脂肪　蔬菜脂肪含量极低，一般不超过 1%。

蔬菜中含有多种植物化学物质，如胡萝卜、萝卜、大头菜等根茎类蔬菜含有较多的类胡萝卜素，莴苣、芹菜、菠菜等含有丰富的类胡萝卜素和皂苷，洋葱、大蒜、韭菜等葱蒜类食物的含硫化合物含量丰富，茄果类含有番茄红素和 β- 胡萝卜素，瓜类蔬菜含有皂苷、类胡萝卜素和黄酮类，具有重要生理作用。食用菌类中的硫化物可增加其风味。

蔬菜中含有的抗营养因子，如植物血凝素、蛋白酶抑制剂、草酸等，对人体健康产生一定影响。

 知识链接

菌菇类植物的营养价值

可作蔬菜和保健食品用途的食用菌有 600 多种，常见的有木耳、香菇、平菇、灵芝、茶树菇、鸡腿菇、草菇、金针菇、口蘑和茯苓等。菌菇类食品不仅味道鲜美，而且营养丰富，所含的蛋白质、脂肪、多种维生素及无机盐是人体健康必不可少的营养素，对防治疾病，特别是对儿童的健康成长有着重要作用。

试验发现，具有治疗作用的真菌有 500 余种，药用部分主要是子实体，也有一些是通过工业发酵技术大量繁殖菌丝体后作为制药原料。研究表明，天然药用真菌具有其独特的优越性，目前正在从包括真菌在内的中药中筛选治疗高血压、高血脂、糖尿病等药物。

我国的毒蘑菇（毒菌）种类较多，分布广泛，误食毒蘑菇而中毒的事件几乎每年都有，所以不要在野外采摘不认识的蘑菇，以防中毒。

（二）水果的营养价值

根据果实的形态和生理特征，分为仁果类、核果类、浆果类和瓜果类等。新鲜水果的营养价值与新鲜蔬菜相似。

1. 维生素 新鲜水果中维生素 C 和胡萝卜素含量丰富，B 族维生素含量较少。鲜枣、草莓、猕猴桃中含有较多的维生素 C，芒果、杏、柑橘类水果中胡萝卜素含量较多。

2. 无机盐 水果中含有人体需要的各种无机盐，其中钾、钙、磷、镁含量较多。

3. 碳水化合物 含量为 6%～28%。水果中糖的成分主要是果糖、葡萄糖和蔗糖，具有甜味。不同种类水果所含糖的成分差异较大，苹果、梨等仁果类水果以果糖为主，葡萄、草莓等浆果类水果主要含葡萄糖和果糖，柑橘、桃、李等核果类水果以蔗糖为主要成分。水果中富含纤维素、半纤维素和果胶。

水果中蛋白质和脂肪含量极低，均不超过 1%。

水果中含有多种有机酸，其中柠檬酸、苹果酸、酒石酸含量相对较多，还有少量的草酸、水杨酸、苯甲酸等。柑橘类水果所含有机酸以柠檬酸为主，葡萄中酒石酸含量较多，而仁果类、核果类以苹果酸为主要有机酸。同一种水果往往是多种有机酸同时存在。有机酸使水果呈酸味，可增进食欲，促进消化。

水果中富含多种植物化学物质，发挥着重要生物学作用。如草莓、猕猴桃等浆果类富含花青素、类胡萝卜素和多酚类化合物；橘子、柠檬、柚子等柑橘类富含胡萝卜素和黄酮类物质；樱桃、桃子、杏、李子、荔枝等核果类含有多酚类化合物；西瓜、哈密瓜等瓜果类含有类胡萝卜素、胡萝卜素和番茄红素等。

（三）加工、烹调、储藏对蔬菜水果营养价值的影响

蔬菜水果深加工需要清洗和整理，如摘除老叶、去皮等，可造成营养素不同程度丢失。蔬菜水果经加工制成罐头食品、果干等过程中，维生素和无机盐大量受损，以维生素 C 最显著。

蔬菜烹调过程中会造成水溶性维生素和无机盐丢失和破坏，影响程度与洗涤方式、切碎程度、用水量、加热温度与时间、pH 有关。加工烹调时采取先洗后切、减少浸泡时间、急火快炒、减少放置时间、加入少量淀粉勾芡等方法，可有效减少蔬菜中营养素损失。四季豆含有皂素和植物血凝素，须煮熟烧透方可食用。

蔬菜、水果采收后仍会不断发生物理、化学变化。储藏条件不当，蔬菜水果的鲜度和

品质会发生改变,从而降低其营养价值和食用价值。建议低温、低氧环境存放,放置时间不宜过长。

第二节 动物性食物

 工作情景与任务

情景导入:

患者,女性,20岁,平时月经量多,近3个月来感到乏力、头晕,皮肤黏膜苍白。诊断为缺铁性贫血。

请思考:

该患者应补充哪些食物纠正缺铁性贫血?

动物性食物种类繁多,主要有畜禽肉、鱼类、乳类、蛋类等。动物性食物营养成分丰富,是居民膳食的重要组成部分。

一、畜禽肉和鱼类

畜禽肉和鱼类能提供人体所需的优质蛋白质、脂肪和无机盐、维生素等营养成分,是中国居民平衡膳食的重要组成部分。

(一)畜禽肉和鱼类的营养价值

畜肉指猪、牛、羊等牲畜的肌肉、内脏及其制品,禽肉指鸡、鸭、鹅等飞禽的肌肉、内脏及其制品,广义的鱼类包括鱼、虾、蟹和贝类等。营养素的分布及含量与动物种类、年龄、部位、肥瘦程度等有关。

1. 蛋白质 畜禽肉蛋白质含量为10%~20%,鱼类蛋白质一般为15%~25%,主要分布在肌肉组织,属于优质蛋白质。一般肌肉高于内脏,瘦肉高于肥肉。鱼类蛋白质富含亮氨酸和赖氨酸,肌纤维细短,间质蛋白少,水分多,较畜禽肉更易消化。畜禽皮肤和筋腱中含有的胶原蛋白和弹性蛋白,缺乏色氨酸、蛋氨酸等必需氨基酸,蛋白质利用率低。

鱼类软骨蛋白质和结缔组织中的胶原蛋白和黏蛋白丰富,煮沸呈溶胶状,使鱼汤冷却后形成凝胶。畜禽肉和鱼类含有游离氨基酸、嘌呤、肌肽、肌酐、尿素等非蛋白含氮浸出物和无氮浸出物,使汤具有鲜味。成年动物含氮浸出物含量高于幼年动物,禽肉高于畜肉,因此汤的味道更鲜美。

2. 脂肪 因动物品种、部位、肥瘦程度、年龄等不同,脂肪含量差异很大。畜肉脂肪含量高于禽肉、鱼类。畜肉中脂肪含量以猪肉最高,羊肉次之,牛肉和兔肉较低。禽肉中鸭和鹅脂肪含量较高,鸡、鸽子次之。内脏中脑组织的脂肪含量高。鱼类脂肪主要存在于皮下组织和内脏周围,肌肉组织中含量少。

畜肉脂肪以饱和脂肪酸为主,含有少量卵磷脂、胆固醇和游离脂肪酸。禽肉脂肪熔点低,并含有20%的亚油酸,较畜肉更易于消化吸收。鱼类脂肪中不饱和脂肪酸含量占80%,熔点低,消化吸收率达95%。一些深海鱼类脂肪中长链多不饱和脂肪酸含量较高,具有调节血脂、防治动脉粥样硬化、辅助抗肿瘤等作用。动物内脏和鱼子中含较高胆固醇,鱼脑含有丰富的脑磷脂和卵磷脂。

3. 碳水化合物　含量低,主要以糖原形式存在于肌肉和肝脏中。

4. 无机盐　含量 0.8%～2%,鱼类无机盐含量高于畜禽肉,瘦肉高于肥肉,内脏高于瘦肉。鱼类无机盐含量最高的是磷,占总量的 40%,其次为钙、钠、氯、钾、镁、锌、铁、硒。鱼类钙含量高于畜禽肉,是人体钙的良好食物来源。海水鱼含碘丰富,牡蛎含锌丰富,且吸收率比植物性食物高。畜禽肉和动物血含有丰富的铁,主要以血红素铁的形式存在,生物利用率高,是膳食铁的良好来源。禽肉中硒含量高于畜肉。

5. 维生素　畜禽肉和鱼类可提供多种维生素。畜禽肉以 B 族维生素和维生素 A 为主,内脏的含量高于肌肉。维生素 A 以牛肝和羊肝含量最高,维生素 B_2 则以猪肝含量最高。鱼类肝脏中富含维生素 A、维生素 D 和维生素 B_2,还含有较高的维生素 E、维生素 B_1 和烟酸,鱼肝油是维生素 A 和维生素 D 的重要来源,也是维生素 B_2 的良好来源。鱼油、贝类中含有丰富的维生素 E。

(二)加工烹调对营养价值的影响

畜禽肉和鱼类加工成烟熏制品、罐头食品、干制品等,易于保存且独具风味。加工过程对蛋白质、脂肪、无机盐影响不大,但高温制作时 B 族维生素损失较多。

畜禽肉及鱼类常采用炒、蒸、炖、煮、煎、炸等方式烹调,烹调过程中蛋白质含量变化不大,但其结构发生变性,易于消化吸收。无机盐和维生素在炖、煮时损失不大。上浆挂糊、急火快炒可使肉类外部蛋白质迅速凝固,减少营养素外溢损失。

畜禽肉及鱼类等动物性食物一般采用低温储藏,包括冷藏法和冷冻法。其中冷冻法可较好地保持其营养价值,延长保藏期。快速冷冻、缓慢融化可减少冷冻动物性食物营养素损失。

二、乳　　类

乳类指动物的乳汁,为天然食品,其营养素种类齐全、比例适当、容易消化吸收,能满足新生儿生长发育的基本需要,是健康人群和特殊人群的理想食品。食用最普遍的是牛乳,其次是羊乳、马乳等。

(一)乳类营养价值

鲜乳主要由水、脂肪、蛋白质、乳糖、无机盐、维生素等组成,水分含量达 86%～90%。

1. 脂肪　乳类脂肪含量一般为 3%～5%，主要为甘油三酯，含有少量磷脂和胆固醇。乳类脂肪呈高度乳化状，以微粒分散在乳浆中，吸收率达 97%。乳类脂肪中含有丰富的油酸（占 30%）、亚油酸（占 5.3%）、亚麻酸（占 2.1%）和短链脂肪酸，使其具有良好风味，容易消化。

2. 蛋白质　牛乳蛋白质含量为 2.8%～3.3%，主要由酪蛋白、乳清蛋白和乳球蛋白组成。酪蛋白常与钙、磷结合，形成酪蛋白胶粒，以胶体悬浮液状态存在于牛乳中。乳球蛋白与机体免疫有关。人乳酪蛋白比例低，以乳清蛋白为主，利用乳清蛋白改变牛乳中酪蛋白与乳清蛋白的构成比，可生产出适合婴幼儿生长需要的配方乳粉。乳类蛋白质消化吸收率高达 87%～89%，属于优质蛋白质。

3. 碳水化合物　主要为乳糖，含量为 3.4%～7.4%。人乳中乳糖含量最高，其次是羊乳，牛乳最少。乳糖有调节胃酸，促进胃肠蠕动、消化液分泌和钙吸收作用，还能助长肠道乳酸杆菌繁殖、抑制肠内腐败菌生长，对肠道健康有重要意义。乳糖在消化道内经乳糖酶作用，分解成葡萄糖和半乳糖，有些人肠道内乳糖酶含量不足或者活性低，食用牛乳后乳糖分解不完全，被肠道细菌发酵而产酸、产气，出现腹胀、腹痛、腹泻等症状，称为乳糖不耐受。采取少量多次饮用，可使肠道逐渐适应牛乳，或者饮用纯酸奶减轻乳糖不耐受症状。

4. 无机盐　乳类无机盐含量丰富，以钙、磷为主。牛乳中钙含量高，且易于吸收，是人体钙的良好来源。牛乳中铁含量低，喂养婴幼儿时应注意补充铁。此外，乳类还含有铜、锌、碘等多种微量元素。

5. 维生素　乳类含有人体所需的多种维生素，其含量与饲养方式、季节有关。夏季放牧期，新鲜饲料多、日照充足，牛乳中维生素 A、维生素 D、维生素 C 和胡萝卜素的含量比冬春季节棚内饲养明显增多。牛乳是 B 族维生素的良好来源，尤其是维生素 B_2。

不同乳类食品的营养素含量差异大。常见几种乳类食品营养素含量见表 3-2。

表 3-2　不同乳类食物主要营养素含量（每 100g 食部）

营养素	人乳	鲜牛乳（全脂）	羊乳
水分 /g	87.6	87.1	88.9
蛋白质 /g	1.3	3.3	1.5
脂肪 /g	3.4	3.6	3.5
碳水化合物 /g	7.4	4.9	5.4
热能 /kJ	274	280	247
钙 /mg	30	113	82
磷 /mg	13	103	98
铁 /mg	0.1	0.3	0.5

营养素	人乳	鲜牛乳（全脂）	羊乳
维生素 A/μgRAE	11	73	84
维生素 B_1/mg	0.01	0.02	0.04
维生素 B_2/mg	0.05	0.12	0.12
烟酸 /mg	0.20	—	2.10
维生素 C/mg	5	Tr	—

牛乳中的水解酶可促进营养物质消化，溶菌酶和过氧化物酶具有抗菌作用，乳铁蛋白具有调节铁代谢、促进生长、抗氧化等作用。乳类腐败变质时，乳酸含量会增高。

（二）乳制品

乳类经浓缩、发酵等方式加工成多种乳制品，便于保存和运输，满足不同个体需要。加工工艺不同，乳制品的营养成分差异较大。乳类及其制品需低温储藏，以保持其营养价值。不同乳制品的营养特点见表3-3。

表3-3　乳制品营养特点

名称	加工方式	营养特点
消毒乳	经过滤、加热、杀菌等处理的液态乳，常见的有全脂乳、半脱脂乳和脱脂乳等	B 族维生素和维生素 C 略有损失，其余营养素含量与鲜乳接近
乳粉	经消毒、浓缩、脱水干燥等制成，有全脂乳粉、脱脂乳粉和配方乳粉等	去除 70%～80% 水分，脱脂乳在脱脂过程中脂溶性维生素损失较多。配方乳粉参照人乳组成进行了营养素改善，适合婴儿生理特点和生长发育需要
酸奶	经杀菌、发酵后制成的 pH 降低的产品	发酵后乳糖变成乳酸，蛋白质发生凝固，脂肪不同程度水解，消化吸收率提高；乳酸杆菌进入肠道，抑制腐败菌生长繁殖，有助于维护人体健康。适合消化功能不良的儿童、老年人和乳糖不耐受患者
炼乳	经高温灭菌，浓缩而成	维生素受到一定程度的破坏，需进行维生素强化

三、蛋　类

蛋类主要有鸡蛋、鸭蛋、鹅蛋、鹌鹑蛋等，其中鸡蛋产量最大、食用最普遍。蛋制品是以蛋类为原料制成的产品，如皮蛋、咸蛋及各种蛋粉等。

蛋类品种不同,大小不一,但结构相似,由蛋壳、蛋清、蛋黄三部分组成。最外层是蛋壳,占全蛋重量的11%~13%,主要成分为碳酸钙,蛋壳表面附着有霜状水溶性胶状黏蛋白,能阻止微生物进入蛋内,防止蛋内水分和二氧化碳向外过度蒸发。蛋清为白色半透明黏性胶状物质。蛋黄为浓稠、不透明、半流动的黏稠物,表面包有蛋黄膜,由两条韧带将其固定在蛋中央。

(一)蛋类的营养价值

蛋类含有丰富的蛋白质、脂肪、无机盐和维生素,营养价值高,经济实惠。

1. 蛋白质　蛋类蛋白质含量一般在10%以上,其中蛋黄中含量较高,蛋清较低。加工成皮蛋或咸蛋后,蛋白质含量变化不大。鸡蛋蛋白质的氨基酸模式与人体接近,生物学价值高达95,吸收利用率高,是天然食物中最理想的优质蛋白质。评价食物蛋白质营养价值时,常以鸡蛋作为参考。

2. 脂类　蛋类脂肪主要集中在蛋黄,蛋清中脂肪含量极少。蛋黄中脂肪含量占脂肪总量的98%,呈乳化状,分散成细小颗粒,容易消化吸收。蛋黄是磷脂的良好食物来源,主要是脑磷脂和卵磷脂,能促进脂溶性维生素吸收,降低血胆固醇浓度。蛋类胆固醇含量高,以鹅蛋为最高,其次是鸭蛋,鸡蛋稍低。胆固醇主要集中在蛋黄。适量摄入鸡蛋,不会明显影响血胆固醇水平,不会明显增加心血管疾病发病风险。

3. 无机盐　主要存在于蛋黄,蛋清中含量极低。以磷、钙、钾、钠为主,还含有丰富的铁、锌、硒、镁等。蛋黄中的铁与卵黄高磷蛋白结合,为非血红素铁,生物利用率仅为3%左右,不是膳食铁的良好来源。

4. 维生素　含量丰富,主要集中在蛋黄。蛋类维生素种类相对齐全,以维生素A、维生素E、维生素B_2、维生素B_6和泛酸为主,也含有一定量的维生素D和维生素K。蛋类维生素含量与蛋的品种、季节、饲料成分有关。

鸡蛋各部位主要营养素含量见表3-4。

表3-4　鸡蛋各部位主要营养素含量(每100g食部)

营养素	全蛋	蛋白	蛋黄
水分/g	75.2	84.4	51.5
蛋白质/g	13.1	11.6	15.2
脂类/g	8.6	0.1	28.2
碳水化合物/g	2.4	3.1	3.4
磷/mg	130	18	240
钙/mg	56	9	112
钾/mg	154	132	95
铁/mg	1.6	1.6	6.5

营养素	全蛋	蛋白	蛋黄
锌 /mg	0.89	0.02	3.79
硒 /μg	13.96	6.97	27.01
维生素 A/μgRAE	255	—	438
维生素 B$_1$/mg	0.09	0.04	0.33
维生素 B$_2$/mg	0.20	0.31	0.29
烟酸 /mg	0.20	0.20	0.10

（二）加工烹调对营养价值的影响

新鲜蛋类加工成风味独特的蛋制品，宏量营养素与鲜蛋相似，但会对微量营养素含量产生影响。如制作皮蛋过程中加碱加盐，无机盐含量增加，B 族维生素有较大损失，铅含量增加；咸蛋的钠含量增加。

蛋类烹调过程中 B 族维生素有损失，对其他营养素影响不大。蛋清中含有抗生物素蛋白和抗胰蛋白酶，前者影响生物素吸收，后者抑制胰蛋白酶的活性，蒸煮过程中不仅能杀菌，还可破坏这两种物质，提高蛋类蛋白质的消化、吸收、利用率。

为了保持蛋类的新鲜度，建议低温储藏，放置时间不宜过长。

> **本章小结**
>
> 食物种类繁多，营养价值各不相同。谷类是中国居民的主食，是人体能量的主要来源，其蛋白质品质不高，但仍是国人蛋白质的主要食物来源；乳类营养素种类齐全、比例适当，且易消化吸收，是人类理想的营养品；蛋畜禽鱼类等动物性食物含有丰富的优质蛋白质、脂肪、无机盐和维生素，营养价值高，是平衡膳食的重要组成部分；豆类富含优质蛋白质、不饱和脂肪酸、B 族维生素和钙、磷、钾、铁等无机盐，且经济实惠，特别适合改善提高国人的膳食结构质量；蔬菜和水果是人体维生素、无机盐和膳食纤维的良好食物来源。

（蒋连芬）

思考与练习

1. 粮谷类为人体提供哪些营养素？加工烹调方法不当可能对人体健康造成哪些影响？

2. 人体所需优质蛋白质主要来源于哪些食物？其中经济实惠的有哪些食物？

3. 某 12 岁女孩，挑食，喜欢吃肉，不吃蔬菜，饭量小，其母亲为了让她多吃一点，常购买精制香米和精白面粉制作各种小吃。

请分析：

（1）米面精细加工最容易损失的营养素是哪种？

（2）给这个家庭提供正确的膳食建议。

第四章 | 合 理 营 养

04章 数字资源

1. 具有指导公众合理营养的服务意识和态度。
2. 掌握合理营养、平衡膳食的概念及其基本要求。
3. 熟悉中国居民膳食指南及平衡膳食宝塔。
4. 了解膳食结构的类型及平衡膳食的配制。
5. 学会平衡膳食的食物搭配。

人类为了维持生命和健康,每天都需要从膳食中摄取各种营养物质。营养缺乏或不足,不能满足机体生理活动需要,会引起机体生理功能改变和生化活动异常,损害人体健康,导致体弱多病;营养过剩,会增加机体的生理负担,干扰其他营养物质的体内利用,影响机体正常代谢,甚至引起中毒,对青少年的生长发育和人体健康造成危害。通过合理营养,可以预防营养不足或营养过剩,增强体质,促进健康。

 营养与健康

超重和肥胖是心脑血管疾病、糖尿病、高血压等慢性非传染性疾病的重要危险因素。近年来我国居民的超重率及肥胖率在快速增长,已成为严重的公共卫生问题。《中国居民营养与慢性病状况报告(2020年)》显示,6岁以下和6~17岁儿童青少年超重肥胖率分别达到10.4%和19.0%,18岁及以上居民超重率和肥胖率分别为34.3%和16.4%,成年居民超重或肥胖者已经超过一半(50.7%)。《中国居民膳食指南科学研究报告(2021)》指出:我国居民全谷物、深色蔬菜、水果、乳类、鱼虾类和大豆类摄入不足,但高油、高盐摄入仍普遍存在,含糖饮料消费逐年上升。这些都是导致超重和肥胖的主要因素,膳食不合理已经成为我国居民疾病发生和死亡的主要原因。同学们自己平时的饮食习惯是否科学合理?

第一节 合理营养概述

情景导入：

某老人听人说猪饲料里面含有各种激素，小孩吃了会引起性早熟，不再让正在上小学的孙女吃猪肉。

请思考：

1. 这位老人的做法妥当吗？

2. 如何正确指导这位老人采用平衡膳食来实现合理营养？

一、合理营养概念

合理营养就是向人们提供感观性状良好、种类齐全、数量充足、容易消化吸收的食物，以保证从食物中摄取的热能和各种营养素能满足机体需要。

合理营养可以促进机体的生长发育，提高机体的劳动能力和抗病能力，维持人体健康状态。营养不合理将影响生长发育，引发营养缺乏症或营养过剩性疾病。

二、合理营养的基本要求

（一）满足机体所需要的热能和营养素

提供的食物要多样化，保证其蛋白质、脂肪、碳水化合物、无机盐、维生素和水等营养素能满足不同年龄、性别，不同生理和健康状态，以及不同作业人群的需要。

（二）食物对人体无毒害

食物必须符合国家食品卫生标准，新鲜、干净、无污染，不得含有任何对人体有害的物质，使用的食品添加剂不得超标。

（三）科学加工和烹调

在食物加工、烹调过程中，既要色、香、味俱全，以刺激食欲，提高食物的消化吸收率，又要尽量减少营养素的损失。

（四）合理的膳食制度和良好的就餐环境

膳食制度中以定时定量最为重要。正常人的胃排空时间一般是 4～5h，这就形成了人类一日三餐的"生物钟"，定时定量进餐可以使胃的负担适度，并通过条件反射刺激大脑皮质形成动力定型，保证消化液的充分分泌，产生良好的食欲，促进食物消化吸收。进餐时应相对专注、细嚼慢咽，不宜边进餐边看电视、看手机等。

就餐环境对人的食欲有明显影响,温馨、舒适、安静而卫生的就餐环境可以舒缓身心,增进食欲。因此,可以通过灯光、装饰品、餐具和餐桌椅的搭配美化就餐环境,进餐时可以播放轻音乐,谈论轻松的话题,营造轻松、愉快的膳食氛围。

三、我国居民主要营养健康问题

《中国居民膳食指南科学研究报告(2021)》指出,中华人民共和国成立70多年来,我国的营养保障和供给能力显著增强,人民健康水平持续提升,人均期望寿命从35岁提高到77.3岁,居民营养不足与体格发育问题持续得到改善。但受社会经济发展水平不平衡、人口老龄化和不健康饮食生活方式等因素的影响,我国仍存在以下亟待解决的营养健康问题。

(一)膳食不平衡现象普遍存在

我国居民膳食中乳类、鱼虾类和豆类食物占比偏少,全谷物、深色蔬菜和水果也普遍不足,盐、含糖饮料和高脂食物摄入过多。膳食不平衡已成为引发我国居民慢性非传染性疾病的主要危险因素。

(二)肥胖成为公共卫生问题

居民生活方式明显改变,身体活动总量下降,能量摄入和消耗失衡,超重、肥胖成为重要的公共卫生问题,膳食相关疾病问题日趋严重。

(三)农村食物结构有待改善

我国城乡发展不平衡,农村居民乳类、水果、水产品等食物的摄入量明显低于城市居民,油盐摄入、食物多样化等营养科普教育急需下沉基层。

(四)特殊人群营养问题突出

婴幼儿、孕妇、老年人等重点人群的营养问题没有得到应有的关注,6月龄内婴儿纯母乳喂养率较低,孕妇贫血率较高、孕期增重过高问题比较突出,老年人营养摄入不足问题也较为严重。

(五)居民营养素养有待提高

许多居民缺乏营养知识,科学选择食物、合理搭配膳食的能力不足,居民的营养素养有待提高。

第二节 膳食结构与平衡膳食

 工作情景与任务

情景导入:

某39岁男性,公司部门经理,因工作原因经常在外应酬喝酒、大鱼大肉,特别爱吃红烧肉和扣肉,不喜欢吃蔬菜水果,平时爱喝奶茶,没事喜欢宅在家里,不喜欢运动。在去年9月的例行体检时,身高170cm的他体重达85kg,同时伴有高血压、高血糖和高血脂。

请思考:

1. 该男性的膳食结构合理吗?
2. 如果让你对该男性进行膳食指导,你会给出哪些建议?

一、膳 食 结 构

(一)膳食结构的基本概念

膳食结构是指膳食中各类食物的品种、数量及其所占的比例。一般可以根据各类食物所提供的能量及营养素的数量和比例来衡量膳食结构是否合理。膳食结构的形成与当地生产力发展水平、饮食习惯以及自然环境条件等多方面因素有关,是衡量一个国家或地区的经济发展水平、社会文明程度和膳食质量的重要标志。由于影响膳食结构的因素是处在动态变化之中的,所以膳食结构不是一成不变的,通过适当的干预可以促使其向更有利于人体健康的方向发展。

(二)膳食结构的类型及特点

膳食结构的类型划分方法很多,但最重要的依据仍是动物性食物和植物性食物在膳食中的构成比例。以膳食中动物性、植物性食物所占的比例,能量、蛋白质、脂类和碳水化合物的供给量作为划分膳食结构的标准,将世界不同地区的膳食结构分为四种类型。

1. 动植物食物比例适当的膳食结构 该类型以日本餐为代表。膳食中动物性食物与植物性食物比例较适当。其特点是膳食能量可以满足人体需要,但又不至于过剩,蛋白质、脂肪、碳水化合物的供能比例合理,来自于植物性食物和动物性食物的营养素种类齐全、含量丰富,动物脂肪占比不高。这样的膳食结构有利于预防营养缺乏性疾病和营养过剩性疾病、促进健康,已成为世界各国调整膳食结构的参考。

2. 以动物性食物为主的膳食结构 该类型以西餐为代表,是多数欧美发达国家如美国、西欧诸国的典型膳食结构。其膳食构成以动物性食物为主,属于营养过剩型的膳食模式。其特点是高能量、高脂肪、高蛋白质、低纤维。营养过剩是此类膳食结构国家人群所面临的主要健康问题。心脏病、心脑血管疾病和恶性肿瘤已成为当地居民的三大死亡原因,尤其是心脏病死亡率明显高于发展中国家。

3. 以植物性食物为主的膳食结构 该类型以大多数发展中国家如印度、巴基斯坦、孟加拉国和大多数东南亚国家以及非洲一些国家的饮食为代表。膳食构成以植物性食物为主、动物性食物为辅。其特点是膳食能量基本可以满足人体需要,但蛋白质、脂肪摄入不足。营养缺乏性疾病是此类膳食结构国家人群的主要健康问题,容易出现体质较弱、健康状况不良、劳动生产率较低等问题。但从另一方面看,以植物性食物为主的膳食结构膳食纤维充足,动物性脂肪含量较低,有利于冠心病和高脂血症的预防。

4. 地中海膳食结构 该膳食结构以地中海命名,是因为该膳食结构是居住在地中海地区的居民所特有的,意大利、希腊为该种膳食结构的代表。其突出特点是蔬菜、水果、谷类、豆类、马铃薯、果仁摄入量比较高,食物加工程度比较低,食用适量奶酪、酸奶、鱼、禽和蛋类,猪肉、牛肉、羊肉等红肉较少,食用油主要是橄榄油,大部分成年人有饮用葡萄酒的习惯。这种膳食结构心脑血管疾病的发病率很低。

5. 东方健康膳食模式 这是 2022 年 4 月 26 日在《中国居民膳食指南(2022)》发布会上首次提出来的代表我国饮食文化、符合我国膳食状况的一种新的膳食模式。东方健康膳食模式是以东南沿海地区膳食结构为主,结合各地的饮食习惯,提出食物多样、清淡少盐,蔬菜、水果和鱼虾等的摄入量要高,大豆制品和乳类要多,并具有较多的身体活动水平。这样的模式避免了营养素的缺乏、肥胖以及相关慢性病的发生,提高了预期寿命,被认为是较为健康的膳食结构代表。

我国地大物博,居民膳食结构以植物性食物为主,但受区域经济社会发展不平衡和传统饮食习惯的影响,不同地区之间有差异,南方主要以大米为主食,北方主要以小麦为主食,精制谷物摄入过多,高糖、高盐饮食比较普遍,畜肉类的摄入量比较高,肉类品种相对单一而且数量不足。有的人碳水化合物摄入过高,有的人摄入过低甚至拒绝碳水化合物。城市居民摄入动物性食物要比农村地区居民多,但高盐、高脂肪食物摄入量过高;农村地区居民动物性食物的摄入不足,肉类消费以畜肉为主,鱼类、禽肉类、乳类、水果类食物的摄入量明显低于城市居民。我国居民总体膳食结构不够科学合理,膳食质量偏低。但从发展趋势来看,随着经济的快速发展和人们生活水平的不断提高,我国居民对肉类、乳类、豆类及制品和果蔬类食物的摄入量在逐年提高,对谷类食物的摄入量也日趋适宜,膳食结构逐渐往东方健康膳食模式发展,越来越合理。

 知识链接

奶酪

奶酪又名干酪,是一种发酵的牛乳制品,其性质与常见的酸牛奶有相似之处,都是通过发酵过程来制作的,也都含有可以保健的乳酸菌,但是奶酪的浓度比酸奶更高,近似固体食物。

二、平衡膳食

平衡膳食是指膳食供给的营养素与机体对营养素的需要达到平衡,满足合理营养要求的膳食。平衡膳食不仅要求摄食者得到的热能和营养素能满足机体的实际需求,而且要求摄入的各种营养素之间的比例要适当,以保证各种营养素被机体充分利用,最大限度地满足不同年龄、不同能量水平人群的营养和健康需求。平衡膳食是合理营养的核心。

（一）平衡膳食的基本要求

1. 食物多样化　没有任何一种天然食物能满足人体对各种营养素的需求，因此膳食必须由多种食物组成，粗细混食，荤素搭配，同时要注意交替食用同类食物中不同品种的食物。

2. 膳食供能比例合理　能量由膳食中的碳水化合物、脂肪和蛋白质提供，膳食供能比例恰当对维持机体健康、预防慢性疾病相当重要。三大供能营养素比例失调，可导致营养不良或者超重、肥胖，营养不良使机体免疫力下降而引发各种感染性疾病，超重和肥胖增加了糖尿病、心脑血管疾病等慢性非传染性疾病的发病风险。碳水化合物、脂肪和蛋白质三大供能营养素合理的供能比例分别为 50%～65%、20%～30% 和 10%～15%。

3. 营养素间比例适当　优质蛋白质应占蛋白质总量的 1/2，动物性蛋白质占 1/3；膳食中植物性脂肪和动物性脂肪的摄入量比例以 3:2 为好，以保证必需脂肪酸的供给量；钙、磷、钾、铁等无机盐以及各种维生素之间应保持平衡，均以达到中国营养学会推荐的营养素参考摄入量标准为宜。

（二）平衡膳食的配制

配制平衡膳食是根据中国居民膳食营养素参考摄入量（DRIs）标准和平衡膳食的要求，利用营养学知识计算出每日应摄入哪些营养素、大约多少量，合理组成一日三餐的膳食，从而达到合理营养的目的。

1. 确定用餐者全日能量和各种营养素的需要量　不同性别、年龄、劳动强度的人能量和各种营养素的每日需要量可从中国居民膳食营养素参考摄入量表（见附表 1）上查找。碳水化合物、脂肪、蛋白质三大供能营养素的具体需要量按其供能比例进行折算得出。

2. 确定全日主食的数量和品种　根据对碳水化合物的需要量确定主食的数量和品种。

3. 确定全日副食的数量和品种　根据经济状况和当地食物供应情况确定动物性食物、豆类和其他副食的数量和品种。

4. 确定全日蔬菜水果的数量和品种　每人每日应供给 500～850g 的蔬菜和水果，其中绿色蔬菜应占一半，品种尽量丰富。

5. 计算各种食物提供的能量和营养素总量。

6. 与参考摄入量标准比较并调整　如果相差 10% 以内，可认为符合平衡膳食的要求，否则应适当调整。

7. 合理烹调　为减少营养素的损失，保证食物良好的感官性状，更好地被机体吸收利用，合理烹调是实现平衡膳食的重要保证。

一日平衡膳食确定后，按照各类食物的基本消费数量，经常调换同类食物品种就能做到膳食多样化，不必每天计算。

第三节　膳食指南及平衡膳食宝塔

 工作情景与任务

情景导入：

某女性为了保持良好的身材，坚持每天只吃早餐和午餐两顿，不吃晚餐，早餐一般是一个鸡蛋加一杯牛乳，午餐主要是蔬菜和水果，一般不吃主食，长期不吃其他荤食。某天突然晕倒，紧急送医后，医生诊断为营养不良。

请思考：

1. 该女性为什么会出现营养不良？

2. 如何指导该女性科学饮食？

一、膳 食 指 南

膳食指南是健康教育和公共政策的基础性文件。中国居民膳食指南由中国营养学会根据营养学原理，紧密结合我国居民膳食消费和营养状况制订，是国家实施健康中国 - 合理膳食行动的重要措施，在指导居民科学选择食物、推动食物合理消费、优化我国居民饮食结构、帮助居民实践平衡膳食、提升国民营养素质、改善居民健康状况、减少营养不良和预防慢性病的发生、提高民众健康水平方面发挥着重要作用。

我国于1989年首次发布了《中国居民膳食指南》，之后在1997年、2007年、2016年进行了三次修订，均由中国营养学会完成，原卫生部、原国家卫生和计划生育委员会发布。

随着社会经济快速发展，居民生活水平不断提高及生活方式逐渐改变，与膳食营养相关的慢性疾病对我国居民健康的威胁越来越突出，贫困地区营养不良的问题依然存在。为保证《中国居民膳食指南》的时效性和科学性，使其真正契合不断发展变化的我国居民营养健康需求，中国营养学会于2020年6月召开理事会，启动《中国居民膳食指南（2022）》修订工作。在国家卫生健康委员会的指导和关心下，经对近年来我国居民膳食结构和营养健康状况变化做充分调查，依据营养科学原理和最新科学证据，结合新冠疫情常态化防控和制止餐饮浪费等有关要求，形成《中国居民膳食指南科学研究报告（2021）》，在此基础上完成了《中国居民膳食指南（2022）》修订，并于2022年4月26日发布。该指南由2岁以上大众膳食指南以及9个特定人群（备孕和孕期妇女、哺乳期妇女、0～6月龄婴儿、7～24月龄婴幼儿、学龄前儿童、学龄儿童、一般老年人、高龄老年人、素食人群）膳食指南组成，指南倡导平衡膳食八准则。

（一）食物多样，合理搭配

食物多样是平衡膳食的基础，合理搭配是平衡膳食的保障。不同食物营养素的含量不同,除供 6 月龄内婴儿的母乳外,没有任何一种食物可以满足人体所需的能量及全部营养素,只有多种食物搭配,才能满足人体对能量和各种营养素的需要。每日膳食应包括谷薯类、蔬菜水果类、畜禽鱼蛋乳类、大豆坚果类食物,建议平均每天摄入 12 种以上、每周 25 种以上不同的食物(表 4-1),合理进行搭配,从各种不同的食物中获取全面营养。

表 4-1　建议摄入的主要食物种类数

食物类别	平均每天摄入的种类数	每周至少摄入的种类数
谷类、薯类、杂豆类	3	5
蔬菜、水果	4	10
畜、禽、鱼、蛋	3	5
乳、大豆、坚果	2	5
合计	12	25

坚持谷类为主的平衡膳食模式,在保障儿童青少年生长发育、提高人体免疫力、维持人体健康方面发挥着重要作用。谷类食物含有丰富的碳水化合物,是提供人体所需能量的最经济、最重要的食物来源,也是提供 B 族维生素、无机盐、膳食纤维和蛋白质的重要食物来源。膳食中碳水化合物提供的能量占总能量的 50% ~ 60% 最为适宜,低于 40% 和高于 70% 都不利于机体健康,均可能增加死亡风险。近 30 年来我国居民膳食模式悄然发生变化,谷类消费量逐年下降,动物性食物和油脂摄入量逐年增多,导致能量摄入过剩;谷类过度精加工导致 B 族维生素、无机盐和膳食纤维损失而引起机体摄入量不足。这些因素都可能增加心血管疾病、高血压、2 型糖尿病、结直肠癌、乳腺癌等慢性非传染性疾病的发生风险。因此,应该在日常膳食中增加全谷物及燕麦、荞麦等粗粮和薯类的摄入,但过多摄入油炸薯片和薯条可增加肥胖的发病风险。中国营养学会建议,每天应摄入谷类食物 200 ~ 300g,其中包含全谷物和杂豆类 50 ~ 150g,薯类 50 ~ 100g。

 知识链接

长期食用精米精面好吗?

精米精面在加工过程中往往造成大量营养素的损失,特别是 B 族维生素和无机盐。长期食用精米精面,尤其在食物种类比较少的情况下,容易引起营养不良,如因维生素 B_1 缺乏引起的"脚气病"等。

(二)吃动平衡,健康体重

体重是评价人体营养和健康状况的重要指标,吃和动是保持健康体重的关键。食物摄入量和身体活动量是保持能量平衡、维持健康体重的两个主要因素。如果摄入过多或运动不足，多余的能量会在体内以脂肪的形式储存下来，增加体重，造成超重或肥胖；相反，若摄入过少或运动过多，可由于能量摄入不足或能量消耗过多而引起体重过低或消瘦。体重过高和过低都不利于健康，会引发多种疾病，影响寿命。但老年人可适当地超重，以增加抵御疾病的能力。

运动不仅可以减肥，有助于保持健康体重，还可以调节机体代谢，对心肺功能、肌肉力量、骨骼健康和大脑健康产生积极的影响，有效消除压力，提高睡眠质量，缓解抑郁、焦虑等不良情绪，改善痴呆状况，降低心血管疾病、糖尿病、脑卒中、心力衰竭和结肠癌等慢性病的发生风险。目前我国大多数居民身体活动不足或缺乏运动锻炼，能量摄入相对过多，超重和肥胖的发生率逐年增加。

 知识链接

抗阻运动

抗阻运动是指肌肉在克服外来阻力时进行的主动运动。它可以引起肌肉收缩，从而增长肌肉的密度、强度和持久度。这种阻力可以是器械的辅助，如哑铃、沙袋、弹簧、橡皮筋、握力器等，也可以是抵抗自身体重的运动，如仰卧起坐、俯卧撑、引体向上、蹲跳等。抗阻运动能使人精力充沛、改善睡眠、增强体质、改善神经衰弱的相关症状，对健康非常有益。

因此，各年龄段人群都应该坚持天天运动，食不过量，保持能量平衡，维持健康体重。每周至少进行5天中等强度身体活动，累计150min以上；坚持日常身体活动，平均每天主动身体运动6000步（表4-2）；鼓励适当进行高强度的有氧运动，加强抗阻运动，每周2～3天；尽量减少久坐时间，每小时起来动一动。

表4-2　成年人每天身体活动量相当于快走6000步的活动时间

活动名称	时间/min
太极拳	50
快走、骑自行车、乒乓球、跳舞	40
健身操、高尔夫球	30～35
网球、篮球、羽毛球	30
慢跑、游泳	25

（三）多吃蔬果、全谷、乳类、大豆

新鲜蔬菜水果、乳类、全谷物和大豆及其制品是平衡膳食的重要组成部分，坚果是膳

食的有益补充。新鲜应季的蔬菜水果颜色鲜亮、水分含量高、营养丰富、味道清新,是维生素、无机盐、膳食纤维的重要来源,食用新鲜蔬菜水果对人体健康益处多。与精制谷物相比,全谷物含有谷物全部的天然营养成分,营养价值比较高。研究发现,提高蔬菜水果和全谷物的摄入量,可降低体重增长,还能有效降低心血管疾病、糖尿病、结直肠癌等慢性病的发病和死亡风险。乳类富含钙,也是优质蛋白质和 B 族维生素的良好来源,增加乳类摄入有利于儿童青少年生长发育,促进成人骨骼健康。大豆富含优质蛋白质、必需脂肪酸、维生素 E,并含有大豆异黄酮、植物固醇等多种植物化合物,多吃大豆及其制品可以降低乳腺癌和骨质疏松症的发病风险。坚果富含脂类和多不饱和脂肪酸、蛋白质等营养素,适量食用有助于预防心血管疾病。

目前,我国居民蔬菜摄入量逐渐下降,水果、大豆、乳类摄入量仍处于较低水平。因此,中国营养学会提倡餐餐有蔬菜,推荐每天摄入不少于 300g 的新鲜蔬菜,深色蔬菜应占 1/2;天天吃水果,每天应摄入 200～350g 的新鲜水果,果汁不能代替鲜果;吃各种乳类及乳制品,摄入量为每天 300～500g;经常吃全谷物、大豆制品,适量吃坚果。

 知识链接

豆制品

豆制品按不同加工工艺可分为两大类:一类是非发酵型豆制品,包括豆浆、豆腐、豆腐干、豆皮、腐竹等,制作时大豆经水浸泡、磨细等处理后减少了膳食纤维含量,提高了蛋白质消化率,但部分 B 族维生素有损失;另一类是发酵型豆制品,包括臭豆腐、豆豉、腐乳等,通过大豆发酵,使蛋白质更易于消化吸收,同时维生素 B_2 及维生素 B_{12} 有所增加。虽然发酵豆制品助消化、降血脂、防癌症,但含钠盐量高。

(四)适量吃鱼、禽、蛋、瘦肉

鱼、禽、蛋和瘦肉均属于动物性食物,富含优质蛋白质、脂类、脂溶性维生素、B 族维生素和无机盐等,是平衡膳食的重要组成部分。这类食物蛋白质的含量普遍较高,其氨基酸构成更适合人体需要,体内利用率高,但脂肪含量较多,能量高,含有较多的饱和脂肪酸和胆固醇,适量摄入有助于增进健康,但摄入过多或者摄入比例不当可增加心血管疾病、肥胖和某些肿瘤的发生风险。鱼类脂肪含量相对较低,且含有较多的不饱和脂肪酸,可降低全因死亡、脑卒中、痴呆及认知功能障碍的发生风险,建议首选。禽类脂肪含量也较低,而且脂肪酸组成优于畜类脂肪。蛋类各种营养成分比较齐全,营养价值高,鸡蛋营养丰富,蛋黄是鸡蛋营养素种类和含量集中的部位,不应该弃除,要食用全蛋;鸡蛋摄入与健康人血脂异常无关,但有心血管疾病病史者要适量摄入。畜肉类脂肪含量较多,尤其是饱和脂肪酸含量较高,摄入过多会提高 2 型糖尿病、结直肠癌和肥胖的发病风险。烟熏和腌制肉类在加工过程中易产生致癌物,过多食用可增加胃癌、食管癌发生的危险性。中国营养学会建议，鱼、禽、蛋类和瘦肉摄入要适量，平均每天120~200g为宜；每周最好吃2次或300~500g鱼肉、300~350g蛋类或者每天吃一个鸡蛋（不弃蛋黄）、300~500g畜禽肉；少吃肥肉和深加工肉制品，特别是烟熏和腌制肉制品。

（五）少盐少油，控糖限酒

食盐是食物烹饪或加工时的主要调味品。我国多数居民的食盐摄入量过高，而过多的盐摄入与高血压、脑卒中、胃癌有关，因此要降低食盐摄入。烹调油包括植物油和动物油，是人体必需脂肪酸和脂溶性维生素的重要来源，但摄入过多有害健康。高糖饮食可增加儿童青少年龋齿的发病风险，并导致肥胖和骨质疏松症。过量饮酒与多种疾病相关，会增加肝损伤、痛风、心脑血管疾病和结直肠癌、乳腺癌的发生风险。因此，我们要培养清淡的饮食习惯，少吃高盐和油炸食品。成年人每天摄入食盐不超过5g，烹调油25~30g；控制添加糖的摄入量，每天不超过50g，最好控制在25g以下；不喝或少喝含糖饮料；儿童青少年、孕妇、乳母以及慢性病患者不应饮酒，其他成年人如饮酒，一天饮用的酒精量不超过15g。

（六）规律进餐，足量饮水

人体器官的功能活动是很有规律的，我们必须合理安排一日三餐，规律进食，定时定量，饮食适度，不偏食挑食、不暴饮暴食、不过度节食，这些对维持机体健康极为重要。两餐的间隔以4~6h为宜，建议早餐安排在6：30—8：30，午餐11：30—13：30，晚餐18：00—20：00。要合理分配一日三餐的食物量，早餐提供的能量应占全天总能量的25%~30%，午餐占30%~40%、晚餐占30%~35%。学龄前儿童除了保证每日三次正餐外，还应安排两次零点。用餐时间不宜过短，也不宜太长，建议早餐用餐时间为15~20min，午、晚餐用餐时间为20~30min。这些年生活节奏加快，外卖便利，打乱了很多人的进餐规律，破坏了人体生物钟，引发许多不良的健康问题，值得公众的关注和重视。

水是生命的源泉，是人体内含量最多的营养素，约占成人体重的65%，是构成人体组织细胞和体液的重要成分，参与机体新陈代谢，维持体温恒定。所以，我们要少量多次、足量饮水。在温和气候条件下，低身体活动水平成年男性每天喝水1 700ml，成年女性每天喝水1 500ml。中国营养学会推荐喝白水或茶水，少喝或不喝含糖饮料，不用饮料代替白水。

（七）会烹会选，会看标签

合理规划膳食、科学挑选食材是平衡膳食的重要内容，对于促进机体健康发挥着重要作用。在生命的各个阶段都应做好健康膳食规划，把食物多样、能量平衡放在首位，统筹好食物选购，设计好菜肴，合理分配三餐和零食茶点。学会阅读食品标签，看得懂营养成分，客观认识食物，合理选择新鲜的、营养素密度比较高的食物，其中优先选择当地当季的新鲜食物，不食用野生动物。

要学会一定的厨艺,传承中华优良传统饮食文化,根据食物特点和饮食习惯,采用适宜的烹调方式,多用蒸、煮、炒,少用煎、炸,烹饪符合自己和家人的食物,做到既色香味俱全,又最大限度地保留住食物中的各种营养素,享受美味又营养丰富的食物。

(八)公筷分餐,杜绝浪费

讲究饮食卫生,提倡分餐制,集体用餐时使用公筷,食物制备时要生熟分开,熟食二次加热要热透,这些既是健康素养的体现,更是文明礼仪的一种象征,对于社会公共卫生建设和疫情防控均具有重大的现实意义。

勤俭节约是中华民族和家庭文化的取向,尊重他人的劳动、节约粮食是每个公民应自觉遵守的生活原则。食物是人类获取营养、赖以生存和发展的物质基础,食物资源宝贵、来之不易,应做到按需选购食物,备餐适量,文明用餐,鼓励小份量和光盘行动,杜绝浪费。倡导在家吃饭,与家人一起分享食物和享受亲情,合理利用剩饭剩菜。外出就餐,做到按需点菜,不铺张浪费。

二、平衡膳食宝塔

中国居民平衡膳食宝塔是根据中国居民膳食指南,结合中国居民的膳食结构特点设计的。它把平衡膳食的原则转化成各类食物的量,并以直观的宝塔形式表现出来,便于人们理解和日常生活中运用。

平衡膳食宝塔提出了一个营养上比较理想的膳食模式。它所建议的食物量,特别是乳类和豆类食物的量,可能与大多数人当前的实际膳食还有一定距离,对某些经济欠发达地区而言可能距离还很远,但为了改善我国居民的膳食营养状况,这是不可缺少的。应把它看作是一个奋斗目标,努力争取,逐步达到。

(一)平衡膳食宝塔结构

平衡膳食宝塔共分五层,包含人们每天应吃的主要食物种类。宝塔各层位置和面积不同,这在一定程度上反映出各类食物在膳食中的地位和应占的比重(图4-1)。

第一层是谷薯类食物　谷类食物是我国居民传统膳食的主要成分,一般成年人每天应摄入200~300g,要注意粗细粮搭配,其中包含全谷物和杂豆类50~150g;同时要适量增加薯类摄入,以每天50~100g为宜。

第二层是蔬菜水果　蔬菜水果是平衡膳食的重要组成部分。建议成年人每天吃蔬菜300~500g,最好一半是深色蔬菜,水果200~350g。

第三层是动物性食物　动物性食物是优质蛋白质、脂肪、脂溶性维生素、B族维生素和无机盐的良好来源,也是平衡膳食的重要组成部分。成人每天推荐食用量为120~200g。

第四层是乳类、大豆和坚果　建议每人每天摄入300~500g的乳及乳制品,摄入25~35g大豆及坚果。有高血脂或超重、肥胖倾向者,选择低脂、脱脂乳及其食品。

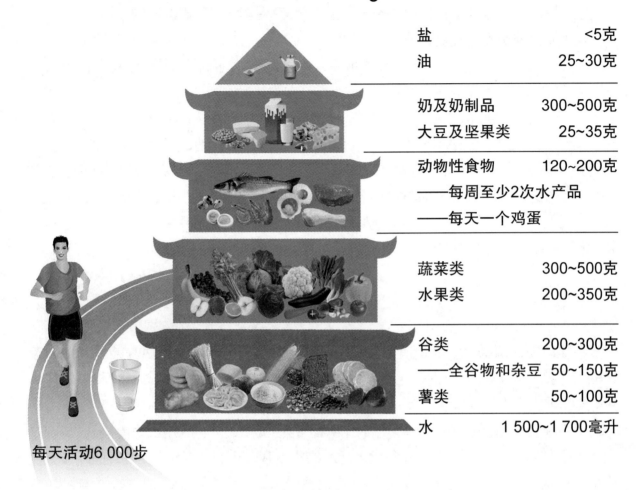

中国居民平衡膳食宝塔（2022）
Chinese Food Guide Pagoda（2022）

盐	<5克
油	25~30克
奶及奶制品	300~500克
大豆及坚果类	25~35克
动物性食物	120~200克
——每周至少2次水产品	
——每天一个鸡蛋	
蔬菜类	300~500克
水果类	200~350克
谷类	200~300克
——全谷物和杂豆	50~150克
薯类	50~100克
水	1 500~1 700毫升

每天活动6 000步

图4-1　中国居民平衡膳食宝塔

第五层是烹调油和盐　为防止脂肪摄入过多，建议每人每天烹调摄入食用油量不超过30g，每人每天食盐摄入量控制在5g以下。

（二）平衡膳食宝塔的应用

1. 确定适合自己的食物需要　膳食宝塔中建议的每人每天各类食物适宜摄入量范围适用于一般健康成人，在实际应用时要根据个人年龄、性别、身高、体重、劳动强度、季节等情况进行适当调整，日常生活中无须每天都完全按照宝塔建议量摄取，但要遵循宝塔各层各类食物的比例摄取。

2. 食物同类互换，调配丰富多彩的膳食　应用平衡膳食宝塔要按照同类互换、多种多样的原则调配一日三餐。同类互换就是以粮换粮、以豆换豆、以肉换肉。例如，大米可与面粉、杂粮互换，馒头可与面条、烙饼、面包等互换；大豆可与相当量的豆制品、杂豆类互换；瘦猪肉类可与等量的鸡、鸭、牛、羊、兔肉互换；鱼可与虾、蟹等水产品互换；牛乳可与羊乳、酸奶、乳粉等互换。多种多样就是选用品种、颜色、形态、口感多样化的食物，并变换加工烹调方法,做到营养和美味相结合。

3. 合理分配,三餐适量　我国多数地区居民习惯于一日三餐。三餐食物量的分配及间隔时间应与作息时间和劳动状况相匹配,一般早、中、晚餐提供的能量应占全天总能量的25%～30%、30%～40%、30%～35%。特殊情况可适当调整。

4. 因地制宜,充分利用当地资源　我国幅员辽阔,各地的饮食习惯及物产不尽相同,只有因地制宜,充分利用当地资源,才能有效地应用膳食宝塔。例如,牧区乳类资源丰富,可适当提高乳类摄入量;沿海地区可适当提高鱼类及其他水产品摄入量;山区则可利用山羊乳以及花生、瓜子、核桃、榛子等资源。

5. 要养成习惯,长期坚持　膳食对健康的影响不是一朝一夕的事,从小养成习惯按照膳食宝塔要求安排膳食并坚持不懈,才能充分体现其对健康的重大促进作用。

三、平衡膳食餐盘

平衡膳食餐盘(图4-2)是以简单的形式展示一个人一餐大致的食物组成和结构比例。这个结构比例直观和简洁,与膳食宝塔相比,它不强调食物的推荐量,也没有详细的文字,但是更加简洁和容易记忆,强调构成。

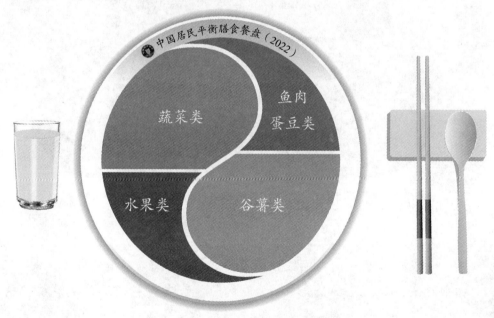

图4-2　中国居民平衡膳食餐盘

四、平衡膳食算盘

平衡膳食算盘(图4-3)特别适合儿童使用,这个图形勾画出儿童对于份量的认知,哪种食物份量多,哪种食物份量少,便于理解和记忆。同时明确标示了"户外活动 1 小时"。因为户外阳光照射可以促进人体内部自主合成维生素 D,促进机体对钙、磷的吸收和利用,促进骨骼生长发育。当然,晒太阳最好选择早上或下午太阳不强烈时,并且时间控制在 0.5h 内。

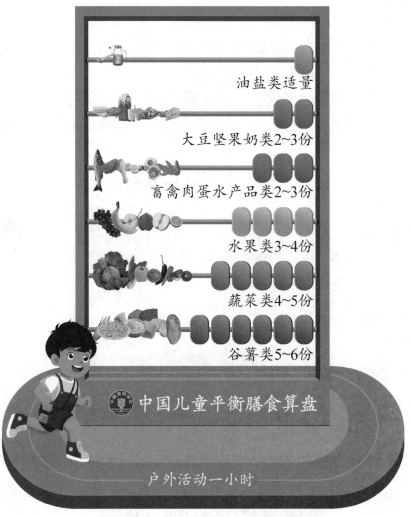

图 4-3　中国儿童平衡膳食算盘

本章小结　　合理营养就是向人们提供感观性状良好、种类齐全、数量充足、容易消化吸收的食物,以保证从食物中摄取的热能和各种营养素能满足机体需要。基本卫生要求:食物必须能满足机体对热能和各种营养素的需要,并且对人体无毒害;加工、烹调方法要科学;还要有合理的膳食制度和良好的就餐环境。

　　平衡膳食是指膳食供给的营养素与机体对营养素的需要达到平衡从而满足合理营养要求的膳食。食物多样化、膳食供能比例合理、营养素间比例适当是平衡膳食的基本要求。

《中国居民膳食指南》是针对我国居民膳食特点提出的营养健康方面的指导性行动方案,倡导居民食物多样化,建议以谷类为主,多吃蔬菜、乳类、大豆,适量吃鱼、禽、蛋、瘦肉等动物性食物,低盐少油,控糖限酒,吃动平衡,反对铺张浪费。平衡膳食宝塔则是把膳食指南的文字内容形象化,以简单、直观的形式告知居民每天应摄入的食物种类、合理数量及适宜的身体活动量。

(戚　林)

 思考与练习

1. 合理营养的概念及其基本要求是什么?
2. 平衡膳食的内涵及其基本要求是什么?
3. 根据世界各地不同的饮食习惯,一般将膳食结构分为哪几种类型?
4. 我国居民当下主要的营养健康问题有哪些?
5. 中国居民膳食指南的核心内容是什么?

第五章 ｜ 特定人群的营养与膳食

05章 数字资源

学习目标

1. 具有关注特定人群特殊营养需求的意识和尊老爱幼的精神。
2. 掌握特定人群的合理膳食要求。
3. 理解特定人群的营养需求及主要营养问题。
4. 了解特定人群的生理特点。
5. 学会对特定人群开展基本的营养与膳食指导。

　　特定人群包括孕妇、乳母、婴幼儿、儿童青少年以及老年人，他们的生理代谢特点、营养需要与普通成人有所差异。研究生命周期不同阶段营养与健康的关系，对于提高他们的健康水平和生命质量有着非常重要的意义。

营养与健康

　　根据《中国居民膳食指南科学研究报告（2021）》调查显示，我国6月龄内婴儿纯母乳喂养率不足30%，距离《国民营养计划（2017—2030年）》中设定的"2020年6月龄内纯母乳喂养率达到50%"的目标还有很大差距；6～23月龄婴幼儿辅食喂养仍存在种类单一、频次不足的问题，总体可接受辅食添加率较低，农村婴幼儿仅为15.7%；孕妇贫血率虽有明显改善，但仍高达13.6%，孕期增重过高也是孕期妇女需要关注的主要问题。那么，孕产妇及婴幼儿膳食指导包括哪些内容？

第一节　孕妇、乳母的营养与膳食

工作情景与任务

情景导入：

某 24 岁女性，已婚，因停经 50 日来医院就诊。4 天前出现恶心、晨起呕吐、食欲差、厌油腻、轻度嗜睡，诊断为早期妊娠。

请思考：

假如你是一名社区护士，如何对该女性进行饮食指导？

孕妇、乳母是指处于妊娠和哺乳特定生理状态下的人群。妊娠期和哺乳期妇女对营养的需求，除了要满足自身营养需求外，还要提供胎儿生长发育和乳汁分泌所必需的各种营养素。因此，保证孕妇、乳母的合理营养对母体健康和下一代的生长发育有非常重要的意义。

一、孕妇、乳母的生理特点

（一）孕妇的生理特点

为了满足妊娠期胎儿生长发育的需要，孕期妇女生理状态及代谢有较大适应性改变，主要表现在以下几个方面。

1. 内分泌系统的改变　孕期母体在多种激素的影响下，内分泌发生改变，对营养素代谢进行调节，增加营养素的吸收、利用，以支持胎儿的发育，保证妊娠的成功。

2. 消化系统的改变　孕酮分泌增加，易出现饱腹感、恶心、呕吐、反酸、消化不良、便秘等妊娠反应。消化系统功能的改变使一些营养素如钙、铁、叶酸和维生素 B_{12} 等的吸收都有所增加。

3. 血液系统的改变　随着孕期进展，孕期妇女血容量不断增加。血容量的增加包括血浆容积和红细胞数量的增加，但血浆容积的增加大于红细胞数量的增加，使血液相对稀释，容易导致生理性贫血。

4. 孕期肾功能改变　妊娠期间，为了排出母体和胎儿代谢所产生的含氮或其他废物，有效肾血浆流量及肾小球滤过率增加，但肾小管再吸收能力未有相应增加，导致肾脏负担加重。

5. 孕期体重变化　孕期母体的体重变化明显，平均增重约 12.5kg。体重增长包括两部分：一是妊娠的产物，如胎儿、胎盘和羊水；二是母体组织的增长，如血浆容量增加、子宫和乳腺的增大以及为泌乳而储备的脂肪和其他营养物质增多。

（二）乳母的生理特点

乳母一方面要恢复自身的健康，同时又要担负泌乳和哺育婴儿的重任，需要充足的能量和营养素。乳母的营养状况好坏将直接影响乳汁的质量，从而影响婴儿健康。

泌乳过程是一种复杂的神经反射，受神经内分泌因素影响，分娩后母体内孕酮消退，催乳激素升高以促进乳汁的分泌。乳汁分泌受两个反射控制：一是产乳反射，婴儿吸吮乳头可刺激垂体产生催乳素，引起乳腺腺泡分泌乳汁，并存留于乳腺导管内；二是下乳反射，婴儿吸吮乳头刺激乳母垂体后叶释放缩宫素，引起乳腺周围肌肉收缩而出现排乳。缩宫素还可作用于子宫，引起子宫肌肉收缩，促进子宫复原。

二、孕妇、乳母的营养需求

（一）孕妇的营养需求

1. 能量　孕妇的能量消耗除了维持自身所需外，还包括胎儿生长发育以及母体用于产后泌乳的脂肪储备。孕早期的基础代谢率并无明显变化，到孕中期时逐渐升高，孕晚期基础代谢率增高 15%～20%。中国居民膳食营养素参考摄入量（DRIs）建议，孕期膳食能量需要量（EER）在孕早期不增加，孕中、晚期在非孕妇女基础上每日分别增加300kcal、450kcal。

2. 蛋白质　孕期全过程母体均需增加蛋白质储备，主要用于构成胎儿身体组织，供给母体子宫、乳房和胎盘的发育，补偿分娩过程中的失血消耗，并为产后泌乳打下基础。中国居民膳食营养素参考摄入量（DRIs）建议，孕妇蛋白质的推荐摄入量（RNI）孕早期不增加，孕中期和孕晚期分别增加15g/d和30g/d。孕期膳食中优质蛋白质至少占蛋白质总量的1/3以上。

3. 脂类　脂类是人类膳食能量的重要来源，孕期需储备 3～4kg 的脂肪以备产后泌乳。此外，膳食脂肪中的磷脂和必需脂肪酸能促进胎儿脑细胞的生长发育。但脂肪摄入过多容易导致孕妇肥胖和胎儿发育过大，从而引发妊娠合并症和难产。中国居民膳食营养素参考摄入量（DRIs）建议，孕期膳食脂肪的供能比为20%～30%。

4. 碳水化合物　孕期总能量的50%～65%需由碳水化合物供应。碳水化合物的主要作用是分解为葡萄糖提供能量，除了大脑、神经组织、红细胞等通常只能利用葡萄糖作为能量来源外，胎儿组织中脂肪酸氧化酶活力极低，很少能利用脂肪供能，葡萄糖几乎是胎儿能量的唯一来源。

5. 无机盐

（1）钙：孕期对钙的需要量显著增加，胎儿生长发育也需要从母体摄取大量的钙。中国居民膳食营养素参考摄入量（DRIs）建议，孕期膳食钙的推荐摄入量（RNI）在非孕妇女 800mg/d 的基础上，孕早期不增加，孕中期和孕晚期均增加200mg/d。

（2）铁：孕期铁的需要量增加。①因母体生理性贫血，需额外补铁；②母体储备以补偿分娩时失血造成铁的损失；③胎儿肝脏内储存一部分铁，以供出生后 6 个月之内铁的需要。中国居民膳食营养素参考摄入量（DRIs）建议，孕期膳食铁的推荐摄入量（RNI）在非孕妇女 20mg/d 基础上，孕早期不增加，孕中期和孕晚期分别增加 4mg/d 和 9mg/d。

（3）锌：充足的锌可促进胎儿的生长发育和预防先天性畸形。孕妇血浆锌通常在孕早期开始下降，一直持续至产前，故在妊娠期应增加锌的摄入量。中国居民膳食营养素参考摄入量（DRIs）建议，孕期膳食锌的推荐摄入量（RNI）整个孕期均应达到 9.5mg/d。

（4）碘：孕妇碘缺乏可能导致胎儿甲状腺功能减退，从而引起以生长发育迟缓、认知能力降低为特征且不可逆的克汀病（又称呆小病）。中国居民膳食营养素参考摄入量（DRIs）建议，孕期膳食碘的推荐摄入量（RNI）整个孕期均应达到 230μg/d。

6. 维生素

（1）维生素 A：孕期缺乏维生素 A 与宫内发育迟缓、低出生体重、早产有关，但孕早期不宜过量补充，因为大剂量维生素 A 可能导致自发性流产和胎儿先天畸形。中国居民膳食营养素参考摄入量（DRIs）建议，维生素 A 的推荐摄入量（RNI）在孕早期不增加，孕中期和孕晚期在非孕妇女 700μgRAE/d 基础上均增加 70μgRAE/d，可耐受最高摄入量（UL）为 3 000μgRAE/d。

（2）维生素 D：维生素 D 可促进钙的吸收和钙在骨骼中的沉积。孕期缺乏维生素 D 与孕妇骨软化症及新生儿低钙血症和手足抽搐有关；但过量也可导致婴儿发生高钙血症而产生维生素 D 中毒。中国居民膳食营养素参考摄入量（DRIs）建议，孕期维生素 D 的推荐摄入量（RNI）与非孕妇女相同，为 10μg/d，可耐受最高摄入量（UL）为 50μg/d。

（3）维生素 C：孕期维生素 C 不足可引起孕妇贫血、维生素 C 缺乏症，甚至早产、流产等。中国居民膳食营养素参考摄入量（DRIs）建议，孕期维生素 C 的推荐摄入量（RNI）在非孕妇女 100mg/d 基础上，孕早期不增加，孕中期和孕晚期均增加 15mg/d。

（4）B 族维生素：孕期缺乏维生素 B_1 可能致新生儿脚气病；维生素 B_2 缺乏可出现胎儿生长发育迟缓；维生素 B_6 可用于辅助治疗早孕反应及预防妊娠高血压综合征；叶酸摄入不足可导致出生低体重、胎盘早剥、神经管畸形及巨幼细胞贫血。中国居民膳食营养素参考摄入量（DRIs）建议，孕期维生素 B_1、维生素 B_2 的推荐摄入量（RNI）在非孕妇女 1.2mg/d 基础上，孕早期不增加，孕中期和孕晚期分别增加 0.2mg/d 和 0.3mg/d；维生素 B_6 的推荐摄入量（RNI）整个孕期均为 2.2mg/d。叶酸的推荐摄入量（RNI）整个孕期均为 600μgDFE/d，且叶酸的补充需从计划怀孕或可能怀孕前开始。

（二）乳母的营养需求

1. 能量　乳母的热能消耗随泌乳量增加而增多，但受乳母孕期脂肪储存量、哺乳量和乳汁质量等因素的影响，乳母的能量需求个体差异比较大，具体可根据体重的变化进行调节，如乳母体重减轻明显，提示能量供应不足，应考虑增加热能供给。中国居民膳食营养素参考摄入量（DRIs）建议，乳母每日能量需要量（EER）应在非孕成年妇女的基础上增加 500kcal。

2. 蛋白质 蛋白质的摄入量及质量会对乳汁分泌的数量和质量产生较大的影响。考虑到我国膳食构成以植物性食物为主,膳食蛋白质的生物学价值不高,其转换率可能较低。中国居民膳食营养素参考摄入量(DRIs)建议,乳母蛋白质的推荐摄入量(RNI)在非孕妇女 55g/d 基础上增加 25g/d,达到 80g/d。

3. 脂肪 脂类与婴儿的中枢神经系统发育及脂溶性维生素吸收有密切关系。中国居民膳食营养素参考摄入量(DRIs)建议,乳母每日脂肪摄入量以占总能量的 20%～30% 为宜。

4. 碳水化合物 碳水化合物的平均需要量(EAR)在一般成人 120g/d 基础上增加 40g/d,达到 160g/d。乳母每日碳水化合物摄入量以占总能量的 50%～65% 为宜。

5. 无机盐

(1)钙:如果乳母钙供给不足,就会动用自身骨骼中的钙来满足乳汁的钙含量,导致乳母出现腰腿酸痛、抽搐,甚至发生骨软化症。中国居民膳食营养素参考摄入量(DRIs)建议,乳母钙的推荐摄入量(RNI)在非孕期 800mg/d 基础上增加 200mg/d。

(2)铁:尽管母乳中铁含量极少,仅为 0.05mg/100ml,但为预防乳母发生缺铁性贫血,乳母膳食中应注意铁的补充。中国居民膳食营养素参考摄入量(DRIs)建议,乳母铁的推荐摄入量(RNI)在非孕期 20mg/d 基础上增加 4mg/d。

(3)锌和碘:微量元素锌和碘摄入不足不仅影响乳母自身健康,而且影响婴儿神经系统生长发育及免疫功能。中国居民膳食营养素参考摄入量(DRIs)建议,乳母膳食锌和碘的推荐摄入量(RNI)为 12mg/d 和 240μg/d。

6. 维生素

(1)维生素 A:由于维生素 A 可以通过乳腺进入乳汁,因此乳汁中维生素 A 的含量与乳母膳食有关。中国居民膳食营养素参考摄入量(DRIs)建议,乳母维生素 A 的推荐摄入量(RNI)为 1 300μgRAE/d,可耐受最高摄入量(UL)为 3 000μgRAE/d。

(2)维生素 D:由于几乎不能通过乳腺,母乳中维生素 D 的含量很低。建议多进行户外活动来改善维生素 D 的营养状况,以促进膳食钙的吸收,必要时可补充维生素 D 制剂。中国居民膳食营养素参考摄入量(DRIs)建议,乳母维生素 D 的推荐摄入量(RNI)为 10μg/d,可耐受最高摄入量(UL)为 50μg/d。

(3)水溶性维生素:维生素 B$_1$ 能够改善乳母的食欲和促进乳汁分泌,预防婴儿维生素 B$_1$ 缺乏症。水溶性维生素大多可通过乳腺进入乳汁,乳母膳食中大多水溶性维生素的推荐摄入量均高于正常成年健康女性。中国居民膳食营养素参考摄入量(DRIs)建议,乳母维生素 B$_1$、维生素 B$_2$、叶酸、烟酸和维生素 C 的推荐摄入量(RNI)分别为 1.5mg/d、1.5mg/d、550μgDFE/d、15mgNE/d 和 150mg/d。

7. 水 乳母摄入水量不足将直接影响乳汁的分泌量,乳母每日应多摄入约 1L 水,可通过饮水和流质食物来补充。

三、孕妇、乳母的合理膳食

（一）孕妇的合理膳食

孕期膳食应随着妊娠期妇女的生理变化和胎儿生长发育的状况而进行合理调配。《中国居民膳食指南（2022）》在一般人群膳食指南的基础上对备孕和孕期妇女膳食指南增加6条核心推荐：①调整孕前体重至正常范围，保证孕期体重适宜增长；②常吃含铁丰富的食物，选用碘盐，合理补充叶酸和维生素D；③孕吐严重者，可少量多餐，保证摄入含必需量碳水化合物的食物；④孕中晚期适量增加乳、鱼、禽、蛋、瘦肉的摄入；⑤经常户外活动，禁烟酒，保持健康生活方式；⑥愉快孕育新生命，积极准备母乳喂养。

1. 孕早期的合理膳食　孕早期所需营养与孕前没有太大的差别。但由于处于胚胎组织的分化增殖和主要器官系统的形成阶段，营养不当可致因营养缺乏而发生胎儿畸形，还应注意早孕反应对营养素摄取的影响。特别注意以下几点：①选择清淡、适口、易消化、增食欲的食物，不偏食；②采取少食多餐的办法，保证正常的进食量；③早孕反应在晨起和饭后最为明显，可以吃一些易消化、富含碳水化合物的谷物及制品，如粥、粉、面、烤面包、馒头片、饼干等；④常吃含铁丰富的食物，每周摄入1~2次富含碘的海产品；⑤建议每日服用适量叶酸和维生素B_{12}等，以预防胎儿神经管畸形的发生。

2. 孕中、晚期的合理膳食

（1）膳食要点：孕中期胎儿生长开始加快，母体子宫、胎盘、乳房等也逐渐增大，早孕反应消失，食欲增加，需要补充足够的能量和各种营养素。因血容量及红细胞迅速增加，对铁需要量增加，因此要保证充足的鱼、禽、蛋、瘦肉和乳的供给，多摄入新鲜蔬菜和水果。孕晚期胎儿体内组织、器官迅速增长，脑细胞分裂增殖加快，骨骼开始钙化，同时孕妇子宫增大、乳腺发育增快，对蛋白质、能量、维生素和无机盐的需要明显增加（表5-1）。必须注意：①补充必需脂肪酸；②增加钙、铁的补充；③体重增长保持适宜的范围。

表5-1　妊娠期妇女体重增长范围和妊娠中晚期每周增重推荐值

妊娠前BMI	总增重范围/kg	妊娠早期增重范围/kg	妊娠中晚期每周体重增长值及范围/kg
低体重（BMI<18.5）	11.0~16.0	0~2.0	0.46（0.37~0.56）
正常体重（18.5≤BMI<24.0）	8.0~14.0	0~2.0	0.37（0.26~0.48）
超重（24.0≤BMI<28.0）	7.0~11.0	0~2.0	0.30（0.22~0.37）
肥胖（BMI≥28.0）	5.0~9.0	0~2.0	0.22（0.15~0.30）

注：BMI为体质指数，定义为体重与身高的平方的比值（kg/m^2）。

（2）膳食构成：低至中度身体活动妇女孕中晚期一天食物建议量为粮谷类 200～250g（孕晚期 225～275g），其中全谷物和杂豆不少于 1/3；薯类 75g；蔬菜类 400～500g，其中绿叶蔬菜和红黄色等有色蔬菜占 2/3 以上；水果类 200～300g（孕晚期 200～350g）；鱼、禽、蛋、肉类（含动物内脏）每天总量 150～200g（孕晚期 175～225g）；牛乳 300～500g；大豆类 20g，坚果 10g；烹调油 25g，加碘食盐不超过 5g；饮水量为 1 700ml。

（二）乳母的合理膳食

数量充足、品种多样、营养价值高的膳食可以保证婴儿与乳母获得足够的营养。《中国居民膳食指南（2022）》在一般人群膳食指南的基础上对哺乳期妇女膳食指南增加 5 条核心推荐：①增加富含优质蛋白质及维生素 A 的动物性食物和海产品，选用碘盐；②产褥期食物多样不过量，重视整个哺乳期营养；③愉悦心情，充足睡眠，促进乳汁分泌；④坚持哺乳，适度运动，逐步恢复适宜体重；⑤忌烟酒，避免浓茶和咖啡。

1. 产褥期膳食　分娩后产妇可短期进食适量、易消化的流质或半流质食物，如牛乳、蛋羹、稀饭、汤面、粥等。待身体恢复后过渡到普通膳食，但食物应是富含优质蛋白质的平衡膳食。注意粗细粮搭配，重视新鲜蔬菜水果的摄入。足量饮水，多喝汤汁，每日 4～5 餐，适量补充维生素和无机盐。

2. 哺乳期的膳食

（1）膳食要点：食物种类多样，保证摄入全面足够的营养素；每日要食用一定量的鱼、禽、蛋、乳、大豆及其制品等含优质蛋白质的食物，优质蛋白质应占总蛋白质供给量的 1/3 以上。选择含钙丰富食物，如乳类及制品、豆类及制品、小鱼、虾米等；新鲜的蔬菜水果是多种维生素、无机盐、膳食纤维等的良好来源，可增进食欲，预防便秘，并促进乳汁分泌，每天要保证供应 500g 以上；控制盐、腌制品和刺激性强的食物摄入；烹调方法应多用炖、煮、炒，少用油煎、油炸。如畜禽肉类、鱼类以炖或煮为宜，食用时要同时喝汤，这样既可增加营养，又可促进乳汁分泌。烹调蔬菜时，尽量减少维生素 C 等水溶性维生素的损失；科学选用碘盐。

（2）膳食构成：乳母一天的食物建议量为谷类 225～275g，其中全谷物和杂豆不少于 1/3；薯类 75g；蔬菜类 400～500g，其中绿叶蔬菜和红黄色等有色蔬菜占 2/3 以上；水果类 200～350g；鱼、禽、蛋、肉类（含动物内脏）总量为 175～225g；牛乳 300～500ml；大豆类 25g；坚果 10g；烹调油 25g，食盐不超过 5g；饮水量为 2 100ml。为保证维生素 A 的需要，建议每周吃 1～2 次动物肝脏，总量达 85g 猪肝或 40g 鸡肝。

四、孕妇、乳母的主要营养问题

（一）孕期的主要营养问题

孕期营养不良不仅影响胎儿的体格、智能等正常发育，还可影响妊娠结局及母体的健康。

1. 孕早期妊娠反应　约有半数的女性在妊娠早期时由于体内激素的作用，胃肠平滑肌张力降低,活动减弱,发生恶心、呕吐、食欲不振的现象,即早孕反应。营养防治措施包括:①鼓励进食,以简单易消化食物为主,避免油腻食物;②少食多餐,避开妊娠反应对摄入食物的影响;③吃饭时少喝汤类,在两餐间喝水或饮料,晚餐吃得丰富些,睡前也可以吃少量食物;④每天应摄入至少含有130g碳水化合物的食物,以避免酮症发生;⑤放松心情,调节情绪,必要时可给予维生素B$_6$治疗,有助于缓解早孕反应。

2. 孕期缺铁性贫血 贫血是孕期较常见的合并症,对母婴均可造成一定危害,其中缺铁性贫血最常见。营养防治措施包括:①增加膳食中血红素铁的摄入量,血红素铁主要存在于动物性食物,特别是红色肉类;②维生素C能促进铁的吸收,因此鼓励孕妇多摄入含维生素C丰富的新鲜蔬菜和水果;③维生素B$_{12}$和叶酸是合成血红蛋白必需的物质,摄入量充足可保证红细胞的正常增长,维生素B$_{12}$主要存在于肝脏、肉类和海产品等动物性食物中,而叶酸则广泛存在于各种动植物性食物中,但以肝脏、酵母、蛋类、豆类中含量丰富;④必要时参考《妊娠期铁缺乏和缺铁性贫血诊治指南》,合理选择补充铁剂。

3. 妊娠高血压综合征 妊娠高血压综合征(简称妊高征)孕晚期最常见,是严重威胁母婴健康的一类疾病。营养因素主要是总脂肪及饱和脂肪酸的摄入量较正常孕妇多,钙、铁、维生素A、维生素B$_2$的摄入量较少,妊高征与钙的摄入量呈负相关。营养防治措施包括:①以孕期正常体重增加为标准来控制总能量的摄入;②减少饱和脂肪酸的摄入;③增加优质蛋白质的摄入;④补充足够的钙、镁、锌及维生素,减少钠盐的摄入量。

(二)乳母的主要营养问题

1. 营养状况对乳汁营养成分的影响 乳母的营养状况对泌乳量及乳汁中营养成分有一定的影响,乳母营养不良会导致泌乳量不足。

2. 哺乳对母体健康的影响 哺乳过程可刺激母体缩宫素的分泌而引起子宫收缩,有助于促进子宫恢复到孕前状态,还可以促进母体乳房中乳汁的排空,避免发生乳房肿胀和乳腺炎。研究表明,哺乳可预防产后肥胖、高血压及糖尿病,降低乳母将来发生乳腺癌、卵巢癌及骨质疏松症的危险性。

第二节 婴幼儿的营养与膳食

 工作情景与任务

情景导入:

患儿,男性,8月龄,因近来烦躁、易哭闹、多汗、睡眠不安、夜惊来院就诊。体检:前囟闭合延迟,乳牙未萌出,头颅外观呈方颅,可见枕秃。

请思考:

1. 该患儿初步可诊断为何种营养缺乏症?

2. 如何针对该患儿家长开展婴幼儿科学喂养方面的健康教育?

婴幼儿(0～3岁)是人体生长发育的重要时期,营养状况对其体格生长、智力发育、免疫功能等近期及成年后的健康状况有至关重要的影响。由于婴幼儿期生长发育非常迅速,对营养素的需要较高,而各器官的发育尚未成熟,对食物的消化吸收能力有限。因此,需要科学喂养,以确保婴幼儿正常生长发育。

一、婴幼儿的生理特点

(一)婴儿的生理特点

1. 体格发育　婴儿期指从出生到1周岁,是人生长发育的第一高峰期,尤其是0～6个月生长最快。

(1)体重:新生儿平均出生体重为3.3kg,6个月时增至出生时的2倍,1岁时约为出生时的3倍。

(2)身长:新生儿平均身长为50cm,身长在1岁时可达出生时的1.5倍。

(3)头围和胸围:头围反映脑及颅骨的生长状态,胸围是胸廓及胸肌发育程度的指标。出生时头围比胸围略大,到1岁时胸围和头围基本相等,之后开始超过头围,称为头胸围交叉。

2. 脑和神经系统的发育　大脑的发育尤其是大脑皮质细胞的增殖、增大和分化主要是在孕晚期和出生后的第1年内。6个月时脑重比出生时增加1倍,6个月后脑细胞增殖速度开始减慢,但细胞体积开始增大,连接大脑内部与躯体各部分的神经传导纤维迅速增加。

3. 消化系统发育　婴儿消化系统尚处于发育阶段,各器官功能不够完善,对食物的消化、吸收和利用功能较弱。

(1)口腔:婴儿口腔黏膜相当柔嫩,易受损伤。唾液腺发育尚不完善,唾液中淀粉酶含量低,不利于消化淀粉。

(2)牙齿:乳牙在6～8个月开始萌出,因牙齿的生长影响婴儿的咀嚼功能,故婴儿咀嚼食物的能力较差。

(3)胃:婴儿的胃呈水平位,胃容量较小,为25～50ml。由于贲门括约肌发育不完善,易引起溢乳和呕吐。

(4)肠道:肠壁黏膜细嫩,血管和淋巴结丰富,通透性强,有利于营养物质吸收。婴儿出生时已有乳糖酶和蔗糖酶,有利于乳糖和蔗糖吸收。肠壁刷状缘已能产生肠激酶和肽酶,有助于蛋白质消化和吸收。

(5)胰腺:婴儿的胰腺发育尚不成熟,所分泌的消化酶活力低,故婴儿消化能力较弱。

(6)肝脏:婴儿肝脏相对较大,血管丰富,但肝细胞分化不全,肝功能较差,胆汁分泌较少,影响脂肪消化吸收。

(二)幼儿的生理特点

幼儿期指1～3岁,也是生长发育的重要阶段和快速时期,这一时期智能发育较快,语言、思维能力增强。

1. 体格发育　幼儿体重、身长、头围的增长速度比婴儿期相对较慢。

2. 脑和神经系统的发育　幼儿大脑发育速度已显著减慢，神经细胞间的联系逐渐复杂，神经纤维外层的髓鞘在出生后4年才能完全发育成熟。

3. 消化系统发育　幼儿的牙齿还处于生长过程，故咀嚼功能尚未发育完善，幼儿容易发生消化不良及某些营养缺乏症。

二、婴幼儿的营养需求

（一）能量

婴幼儿所需的能量主要用于基础代谢、体力活动、食物特殊动力作用、排泄耗能以及生长发育。每增加1g的体内新组织，需4.4～5.7kcal的能量。能量摄入长期不足可使生长迟缓或停滞，而能量摄入过多可导致肥胖。中国居民膳食营养素参考摄入量（DRIs）建议，婴幼儿的能量需要量（EER）：0～6月龄为90kcal/（kg·d），7～12月龄为80kcal/（kg·d），1岁男女分别为900kcal/d、800kcal/d，2岁男女分别为1 100kcal/d、1 000kcal/d，3岁男女分别为1 250kcal/d、1 200kcal/d。

（二）蛋白质

蛋白质对婴幼儿的健康成长非常重要。除成人所需的8种必需氨基酸外，婴儿早期肝脏功能还不成熟，还需要由食物提供组氨酸、半胱氨酸、酪氨酸以及牛磺酸。人乳中蛋白质的氨基酸模式是婴儿最理想的氨基酸模式，牛乳中蛋白质约为人乳的2倍，但由于其酪蛋白分子大而不宜于婴儿消化吸收。

膳食蛋白质供给不足时，婴幼儿可表现为生长发育迟缓或停滞、抵抗力下降、消瘦、水肿等。婴幼儿膳食中要保证优质蛋白质占蛋白质总摄入量的1/2以上。中国居民膳食营养素参考摄入量（DRIs）建议，婴幼儿0～6月龄蛋白质的适宜摄入量（AI）为9g/d，7～12月龄蛋白质的推荐摄入量（RNI）为20g/d，1～3岁蛋白质的推荐摄入量（RNI）为25～30g/d。

（三）脂肪

脂肪是体内能量和必需脂肪酸的重要来源，也是机体成分和能量储存的主要形式，摄入过多或过少对婴幼儿的生长发育都会产生不利影响。中国居民膳食营养素参考摄入量（DRIs）建议，婴幼儿0～6月龄脂肪的适宜摄入量（AI）为总能量的48%，7～12月龄婴儿为40%，1～3岁由40%逐渐降至35%。

必需脂肪酸对婴幼儿大脑及视网膜光感受器的发育和成熟具有非常重要的作用，婴幼儿对必需脂肪酸缺乏较敏感，膳食中缺乏必需脂肪酸易导致婴幼儿皮肤干燥或发生脂溶性维生素缺乏。

中国居民膳食营养素参考摄入量（DRIs）建议，婴幼儿0～6月龄亚油酸的适宜摄入量（AI）为总能量的 7.3%，α- 亚麻酸的适宜摄入量（AI）为 0.87%；7～12 月龄亚油酸的适宜摄入量（AI）为总能量的 6.0%，α- 亚麻酸的适宜摄入量（AI）为 0.66%；1～3 岁亚油酸的适宜摄入量（AI）为总能量的 4.0%，α- 亚麻酸的适宜摄入量（AI）为 0.60%。

（四）碳水化合物

3 个月以内的婴儿缺乏淀粉酶，淀粉酶的活性自 4 月龄后逐渐增强，因此建议 6 月龄以后的婴儿开始添加淀粉类辅食。中国居民膳食营养素参考摄入量（DRIs）建议，婴幼儿 0～6 月龄碳水化合物的适宜摄入量（AI）为 60g/d，7～12 月龄的适宜摄入量（AI）为 85g/d；1～3 岁碳水化合物的平均需要量（EAR）为 120g/d，供能比为总能量的 50%～65%。

（五）无机盐

1. 钙　出生后 6 个月内纯母乳喂养的婴儿并无明显的缺钙，6 个月以后需要注意从膳食中补充。中国居民膳食营养素参考摄入量（DRIs）建议，婴幼儿 0～6 月龄钙的适宜摄入量（AI）为 200mg/d，6～12 月龄为 250mg/d；1～3 岁钙的推荐摄入量（RNI）为 600mg/d。

2. 铁　足月新生儿储备铁约有 300mg，通常可满足出生后 4 个月内铁的需求。早产儿及低出生体重儿的铁储备相对不足，容易出现铁缺乏。婴儿在 4～5 个月后铁储备逐渐消耗，母乳中的铁不能满足婴幼儿对铁的需求，6 月龄～2 岁最易发生缺铁性贫血，需注意补铁。强化铁的配方乳，动物性食物如肝泥、肉末、血制品等都是铁的良好来源。中国居民膳食营养素参考摄入量（DRIs）建议，婴幼儿 0～6 月龄铁的适宜摄入量（AI）为 0.3mg/d，7～12 月龄铁的推荐摄入量（RNI）为 10mg/d，1～3 岁铁的推荐摄入量（RNI）为 9mg/d。

3. 锌　婴幼儿缺锌可表现为食欲不振、生长停滞、性发育不良、脑发育受损、味觉异常或异食癖、认知行为改变等。母乳喂养的婴儿在前几个月内可以利用体内储存的锌而不会缺乏，但在 4～5 个月后体内储存的锌逐渐消耗，需要从膳食中补充。中国居民膳食营养素参考摄入量（DRIs）建议，婴幼儿 0～6 月龄锌的适宜摄入量（AI）为 2.0mg/d，7～12 月龄锌的推荐摄入量（RNI）为 3.5mg/d，1～3 岁锌的推荐摄入量（RNI）为 4.0mg/d。

4. 碘　婴儿期碘缺乏可引起以智力低下、体格发育迟缓为主要特征的克汀病。我国大部分地区天然食品及水中含碘较低，可通过碘强化食品预防缺碘。中国居民膳食营养素参考摄入量（DRIs）建议，婴幼儿 0～6 月龄碘的适宜摄入量（AI）为 85μg/d，7～12 月龄为 115μg/d，1～3 岁碘的推荐摄入量（RNI）为 90μg/d。

（六）维生素

维生素对婴幼儿的生长发育非常重要，母乳中的维生素尤其是水溶性维生素含量易受乳母膳食和营养状态的影响。

1. 维生素 A　婴幼儿维生素 A 摄入不足可以影响体重的增长，出现上皮组织角化、眼干燥症和夜盲症等。母乳中含有较丰富的维生素 A，母乳喂养的婴儿一般不需额外补充。用牛乳喂养的婴儿应在医生指导下适量补充维生素 A。中国居民膳食营养素参考摄入量（DRIs）建议，婴幼儿0～6月龄维生素A的适宜摄入量（AI）为300μgRAE/d，7～12月龄为350μgRAE/d，1～3岁维生素A的推荐摄入量（RNI）为310μgRAE/d。

2. 维生素D　维生素D对于婴幼儿的生长发育十分重要，婴幼儿缺乏维生素D可导致佝偻病。人乳及牛乳中维生素D含量均较低，出生2周后应添加维生素D并适当晒太阳。中国居民膳食营养素参考摄入量（DRIs）建议，婴幼儿维生素D的适宜摄入量（AI）或推荐摄入量（RNI）均为10μg/d。

3. 维生素E　早产儿和低出生体重儿易发生维生素E缺乏，引起溶血性贫血、血小板增加及硬肿病。中国居民膳食营养素参考摄入量（DRIs）建议，婴幼儿0～6月龄维生素E的适宜摄入量（AI）为3mg α-TE/d，7～12月龄为4mg α-TE/d，1～3岁为6mg α-TE/d。

4. 维生素C　母乳喂养的婴儿可从乳汁获得足量的维生素C。牛乳中维生素C的含量较低，因此纯牛乳喂养儿应注意补充。中国居民膳食营养素参考摄入量（DRIs）建议，婴幼儿0～1岁维生素C的适宜摄入量（AI）为40mg/d，1～3岁维生素C的推荐摄入量（RNI）为40mg/d。

5. 维生素B_1　维生素B_1作为酶的重要组成部分参与糖类代谢，每1 000kcal能量需要维生素B_1为0.5mg。婴幼儿维生素B_1摄入不足，可引起婴儿脚气病。中国居民膳食营养素参考摄入量（DRIs）建议，婴幼儿0～6月龄维生素B_1的适宜摄入量（AI）为0.1mg/d，7～12月龄为0.3mg/d；1～3岁维生素B_1的推荐摄入量（RNI）为0.6mg/d。

6. 维生素B_2　维生素B_2参与人体内生物氧化与能量生成，并参与维生素B_6和烟酸代谢。中国居民膳食营养素参考摄入量（DRIs）建议，婴幼儿0～6月龄维生素B_2的适宜摄入量（AI）为0.4mg/d，7～12月龄为0.5mg/d；1～3岁维生素B_2的推荐摄入量（RNI）为0.6mg/d。

7. 叶酸　叶酸与氨基酸代谢、核酸合成和DNA甲基化有关，缺乏时诱发婴幼儿巨幼细胞贫血、高同型半胱氨酸血症。中国居民膳食营养素参考摄入量（DRIs）建议，婴幼儿0～6月龄叶酸的适宜摄入量（AI）为65μgDFE/d，7～12月龄为100μgDFE/d，1～3岁叶酸的推荐摄入量（RNI）为160μgDFE/d。

 知识链接

《中国居民膳食指南（2022）》婴幼儿喂养指南

6月龄内婴儿母乳喂养指南：①母乳是婴儿最理想的食物，坚持6月龄内纯母乳喂养；②生后1h内开奶，重视尽早吸吮；③回应式喂养，建立良好的生活规律；④适当补充维生素D，母乳喂养无需补钙；⑤一旦有任何动摇母乳喂养的想法和举动，都必须咨询医生或其他专业人员，并由他们帮助做出决定；⑥定期监测婴儿体格指标，保持健康生长。

7～24月龄婴幼儿喂养指南：①继续母乳喂养，满6月龄起必须添加辅食，从富含铁的泥糊状食物开始；②及时引入多样化食物，重视动物性食物的添加；③尽量少加糖盐，油脂适当,保持食物原味;④提倡回应式喂养,鼓励但不强迫进食;⑤注重饮食卫生和进食安全;⑥定期监测体格指标,追求健康生长。

三、婴幼儿的合理膳食

(一)婴儿的合理膳食

1. 婴儿喂养方式　婴儿生长发育所需的能量和营养素只有通过合理的喂养方式才能获得。婴儿喂养方式可分为三种:母乳喂养、人工喂养和混合喂养。

(1)母乳喂养:母乳分为三个阶段。产后第1周分泌的乳汁为初乳,富含免疫因子、脂肪与蛋白质、无机盐、类胡萝卜素,故呈淡黄色、质地黏稠,对新生儿极为重要。尽早开奶可减轻新生儿黄疸、体重下降和低血糖的发生,产后30min即可哺乳。产后第2周分泌的乳汁称为过渡乳。第2周以后分泌的乳汁为成熟乳,呈乳白色,富含蛋白质、乳糖和脂肪等多种营养素。母乳是4~6个月以内婴儿最理想的天然食物,能满足婴儿所需要的能量和各种营养素,而且富含免疫物质,有利于婴儿的快速生长发育及生理功能的发育成熟。母乳喂养是最科学、最有效、最经济的喂养方法。母乳喂养的优点如下:

1)营养成分最适合婴儿的需要,消化吸收利用率高。人乳中蛋白质以乳清蛋白为主,容易被婴儿消化吸收。母乳中含有的脂肪颗粒小,并且含有乳脂酶,比牛乳中的脂肪更易被消化吸收,且含丰富的必需脂肪酸、卵磷脂和鞘磷脂等,有利于智力发育;母乳中富含乳糖,不仅能促进乳酸杆菌生长,还有助于铁、钙、锌等吸收;母乳中的无机盐含量明显低于牛乳,可保护尚未发育完善的婴儿肾功能,钙磷比例适宜(2:1),钙的吸收率高,母乳铁和锌的生物利用率都高于牛乳。

2)含有大量的免疫活性物质,有助于增强婴儿免疫抗病能力。初乳中含有较多的IgA、IgM型免疫球蛋白、乳铁蛋白、补体C_3和C_4、纤维结合素等;还含有IgG型免疫球蛋白、中性粒细胞和巨噬细胞、溶菌酶、双歧杆菌因子及干扰素等。母乳中的多种免疫物质在婴儿体内构成了有效的防御系统,保护婴儿免受感染。

3)经济、方便、卫生,不易引起过敏,也不存在过度喂养的问题。母乳自然产生,与人工喂养相比可节省大量的资源;乳母在任何时间都可直接用乳汁喂哺婴儿,且温度适宜、方便安全。牛乳蛋白被肠黏膜吸收后可作为过敏原,引起过敏反应,约有2%的婴儿对牛乳蛋白过敏,表现为湿疹、支气管哮喘及胃肠道症状,如呕吐及腹泻等,而母乳喂养儿极少发生过敏。

4)促进产后恢复,增进母婴交流。哺乳可帮助子宫收缩、推迟月经复潮以及促使脂肪消耗等,可降低母亲将来发生肥胖、骨质疏松症及乳腺癌的可能性。哺乳过程中,母亲可通过与婴儿的皮肤接触、眼神交流、微笑和语言以及爱抚等动作增强母婴间的感情交流,有助于促进婴儿心理和智力发育。

（2）人工喂养：因各种原因不能用母乳喂养婴儿时，则可采用牛乳或其他代乳品喂养婴儿。完全人工喂养的婴儿最好选择婴儿配方乳粉。

对于一些患有先天缺陷而无法耐受母乳喂养的婴儿（如乳糖不耐受、乳类蛋白过敏、苯丙酮尿症等），需要在医生指导下选择特殊婴儿配方食品；苯丙酮尿症患儿要选用限制苯丙氨酸的乳粉；乳糖不耐受患儿要选用去乳糖的配方乳粉；对乳类蛋白质过敏的患儿，则可选用以大豆为蛋白质来源的配方乳粉。

（3）混合喂养：因各种原因导致母乳不足或不能按时喂养时，可用婴儿配方乳粉或其他乳品、代乳品补充，进行混合喂养，其原则是采用补授法，即先喂母乳，每天应哺乳3次以上，不足时再喂以其他乳品；喂母乳时，应让婴儿吸空乳汁，这样有利于刺激乳汁的分泌，防止母乳分泌量的进一步减少。

2. 婴儿辅食添加　婴儿生长至6月后，消化吸收功能则日趋完善，乳牙萌出，咀嚼能力增强，已可逐渐适应半固体和固体食物，可添加一些辅助食品，补充营养需要，为断乳做好准备。

（1）辅食添加的原则：①由少到多，由细到粗，由稀到稠，次数和数量逐渐增加，待适应数日（一般为1周）后再增加新的品种，使婴儿有一个适应的过程；②应在婴儿健康、消化功能正常时添加辅助食品；③保持原味，不加盐、糖以及刺激性调味品。

（2）婴儿辅食添加的顺序：先单一食物后混合食物，先液体后泥糊状，再固体；先强化铁的米粉、蛋黄、果泥、菜泥，后鱼泥、肉泥等。辅食开始添加的时间以及品种和数量增加的快慢应根据具体情况灵活掌握。

 知识链接

7～24月龄婴幼儿的食物推荐量

7～9月龄婴儿需每天保持600ml以上的乳量；优先添加富铁食物，如肉类、蛋黄、强化铁的婴儿米粉等；逐渐达到每天至少1个蛋黄以及25g肉禽鱼；谷物类不低于20g；蔬菜、水果类各25～100g。如婴儿对蛋黄或鸡蛋过敏，应回避鸡蛋而再增加肉类30g。

10～12月龄婴儿应保持每天600ml的乳量；保证摄入足量的动物性食物，每天1个鸡蛋（至少1个蛋黄）以及25～75g的肉禽鱼；谷物类20～75g；蔬菜、水果类各25～100g。不能母乳喂养或母乳不足的婴儿仍应选择合适的较大婴儿配方乳作为补充。

13～24月龄幼儿的乳量应维持约500ml；每天1个鸡蛋以及50～75g肉禽鱼；每天50～100g的谷物类；蔬菜、水果类各50～150g。不能母乳喂养或母乳不足时，仍然建议以合适的幼儿配方乳作为补充，可引入少量鲜牛乳、酸奶、奶酪等，作为幼儿辅食的一部分。

（二）幼儿的合理膳食

幼儿膳食是从婴儿期以乳类为主过渡到以谷类为主，乳、蛋、鱼、禽、肉及蔬菜和水果为辅的混合膳食。

1. 幼儿膳食的食物选择

（1）粮谷类及薯类：进入幼儿期，粮谷类应逐渐成为小儿的主食。以大米、面制品为主，同时加入适量的杂粮和薯类，做到粗细合理搭配。

（2）乳类食品：继续补充乳及乳类制品，但注意不要过量摄入，以免影响幼儿对谷类和其他食物的摄入，不利于饮食习惯的培养。

（3）鱼、肉、禽、蛋及大豆类食品：主要提供幼儿生长发育的优质蛋白质。

（4）蔬菜、水果类：果蔬类食品不仅可提供营养素，而且具有良好的感官性状，可促进小儿食欲，防治便秘。

（5）油、糖、盐等调味品及零食：这类食品对于提供必需脂肪酸、调节口感等具有一定的作用，但过多对身体有害无益，应适当控制。

2. 幼儿膳食的基本原则

（1）平衡膳食：幼儿膳食应包括上述各类食物，且种类齐全、数量充足，每日供给牛乳或相应的乳制品不应少于 350ml。幼儿的每周食谱中应至少安排一次动物肝脏、全血及一次海产品，保证维生素 A、铁、锌和碘的补充。

（2）科学烹调加工：幼儿主食以软饭、面条、馒头、面包、饺子、馄饨、粥等交替使用。瘦肉宜制成肉糜或肉末，蔬菜应切碎煮烂，便于幼儿咀嚼、吞咽和消化。坚果及种子类食物应磨碎制成泥糊状，以免呛入气管。幼儿食物烹调宜采用蒸、煮、炖等，不添加味精等调味品，具有较好的色、香、味、形。

（3）膳食安排：每日 4～5 餐，除三餐外，可增加 1～2 次点心，应规律进餐。每日 5%～10% 的能量和营养素可以由零食或点心提供，晚饭后除水果、牛乳外，应逐渐养成不再进食的良好习惯，尤其睡前忌食甜食，以保证良好的睡眠，预防龋齿。

（4）进餐环境及饮食习惯：安静、舒适、秩序良好的进餐环境有利于幼儿专心进食，应做到就餐时不看电视、就餐时或就餐前不责备或打骂幼儿、在固定的场所就餐等。对幼儿饮食卫生应特别注意，培养餐前便后洗手、不吃不洁的食物等良好卫生习惯。

四、婴幼儿的主要营养问题

（一）蛋白质-能量营养不良

婴幼儿蛋白质-能量营养不良是由于长期低蛋白质、低能量膳食，母乳喂养不足，未及时合理添加辅食，断乳期食物短缺或调配不合理，反复感染性腹泻及患呼吸道疾病等原因导致。

防治措施包括：①鼓励母乳喂养；②增加能量的摄入及提供质量较好的蛋白质，如油脂类和坚果类食物、乳类、蛋类、豆制品和肉类等；③食物多样，合理搭配；④增加餐次；⑤积极治疗疾病。

（二）维生素 D 缺乏病

婴幼儿维生素 D 缺乏病主要是由于日光照射不足以及维生素 D 摄入不足或吸收障碍导致。防治措施包括：①贯彻"关键在早、重点在小、综合治疗"的原则；②多做户外活动、多晒太阳；③补充维生素 D 制剂；④补充乳类及其制品；⑤食用钙强化食品。

（三）铁缺乏

婴幼儿的主要食物为乳类、米粥、鸡蛋等，铁含量较低，长期不注意额外补充铁易发生铁缺乏。防治措施包括：①增加富含铁食物的同时注意补充维生素 C；②采用铁强化食品补铁；③短期补充铁剂。

第三节　儿童、青少年的营养与膳食

 工作情景与任务

情景导入：

某初中女生，因身材有些偏胖，经常被同学嘲笑。为了让自己变得更苗条一点，她通过节食进行减肥，实在饿极了才吃一点零食。最近她不管吃任何东西都会恶心呕吐，身体消瘦了很多，脸色也比较苍白，呈现出不健康的状态。

请思考：

1. 该女生有可能患了什么疾病？

2. 请正确指导该女生合理调整饮食保持身体健康。

学龄前儿童是指 4～6 岁的儿童，学龄儿童是指 7～12 岁的儿童，青少年是指青春期阶段开始到不满 18 岁的未成年人。

一、儿童、青少年的生理特点

（一）学龄前儿童的生理特点

学龄前儿童体格发育速度相对减慢，但仍保持稳步增长，每年体重增长约 2kg，身高增长 5～7cm，脑及神经系统发育更趋完善，是培养良好生活习惯、良好道德品质的重要时期。学龄前儿童咀嚼消化能力仍有限，易出现挑食、偏食等不良进食行为。

（二）学龄儿童的生理特点

学龄期儿童生长迅速、代谢旺盛，体重平均每年增加 2～3kg，身高平均每年增长 4～7cm，体格维持稳步增长，除生殖系统外，其他系统器官发育逐渐接近成人水平。该期是建立健康生活方式、培养良好思想品质的关键期，在此阶段进行积极有效的预防、干预，可减少不良饮食行为习惯的形成。

（三）青少年的生理特点

青少年进入青春期后将迎来身高和体重的第二次突增期，体重每年增加2～5kg，身高每年增加2～8cm，个别可达10～12cm。青春期大脑功能和心理发育进入高峰，生殖系统迅速发育，第二性征逐渐明显。心理发育逐渐成熟，心理改变有可能导致饮食行为改变，如盲目节食等。

二、儿童、青少年的营养需求

（一）学龄前儿童的营养需求

1. 能量　能量需要相对减少，但好动小儿比安静小儿可能高3～4倍。中国居民膳食营养素参考摄入量（DRIs）建议，4～6岁儿童能量推荐范围为1 250～1 600kcal/d，男孩略高于女孩。

2. 蛋白质　学龄前儿童体格发育仍保持稳步增长，对蛋白质缺乏较为敏感，若蛋白质供给不足，可能导致蛋白质-能量营养不良，不仅影响儿童体格和智力发育，也会降低其免疫力。中国居民膳食营养素参考摄入量（DRIs）建议，4～6岁儿童蛋白质推荐摄入量（RNI）为30～35g/d，优质蛋白应占50%以上。

3. 脂肪　学龄前儿童对总脂肪的需要量较婴幼儿期逐渐减少，但仍高于成人，若摄入不足将影响儿童生长发育，尤其是大脑神经系统发育，若摄入过多则会增加儿童超重肥胖的风险。中国居民膳食营养素参考摄入量（DRIs）建议，4～6岁儿童脂肪供能比为20%～30%。

4. 碳水化合物　碳水化合物是学龄前儿童主要的能量来源，占总能量的50%～65%，应以淀粉类食物为主，不宜摄入过多的糖和甜食。适量的膳食纤维是学龄前儿童肠道所必需的，但过量膳食纤维在肠道易膨胀，引起胃肠胀气、不适或腹泻，影响食欲和营养素吸收。

5. 无机盐　学龄前儿童生长发育快，钙、铁、锌、碘往往容易缺乏，需要依赖食物补充。中国居民膳食营养素参考摄入量（DRIs）建议，4～6岁儿童推荐摄入量（RNI）钙为800mg/d，铁为10mg/d，锌为5.5mg/d，碘为90μg/d。

6. 维生素　维生素A对维持正常的视功能、上皮分化和生长具有重要作用；维生素D主要参与细胞代谢分化和骨骼生长，促进钙吸收；维生素B_1主要参与能量代谢和重要物质的合成代谢；维生素B_2主要参与能量生成和氧化还原反应；维生素C主要参与体内氧化还原反应。中国居民膳食营养素参考摄入量（DRIs）建议，4～6岁儿童推荐摄入量（RNI）维生素A为360μgRAE/d，维生素D为10μg/d，维生素B_1为0.8mg/d，维生素B_2为0.7mg/d，维生素C为50mg/d。

（二）学龄儿童、青少年的营养需求

学龄儿童、青少年体内合成代谢旺盛，所需要的能量和各种营养素的量比成人高，尤其是能量、蛋白质、脂类、钙、锌和铁等营养素。同龄男生和女生在儿童时期对营养素需求差别很小，从青春期生长开始，男生和女生对营养的需求出现较大差异。

1. 能量　能量要满足基础代谢、身体活动、食物特殊动力作用及生长发育的需要。年龄越小，生长发育所需的能量占总能量的比例越大，学龄儿童、青少年能量需要量随年龄增长不断增加，直至接近或超过成人。中国居民膳食营养素参考摄入量（DRIs）建议，膳食中脂肪摄入量占总能量的 20%～30%，碳水化合物摄入量占总能量的 50%～65% 为宜。

2. 蛋白质　蛋白质需要量包括蛋白质的维持量以及生长发育所需储存量，要注意动物性食物蛋白质、大豆蛋白质等优质蛋白质的供给（表5-2）。

表5-2　我国儿童青少年膳食蛋白质推荐摄入量

年龄/岁	每日推荐摄入量/g		年龄/岁	每日推荐摄入量/g	
	男	女		男	女
7～	40	40	11～	60	55
9～	45	45	14～18	75	60
10～	50	50			

3. 脂类　脂类对于维持学龄儿童、青少年发育与健康必不可少，但脂肪摄入过多会增加超重肥胖及成年后高血压、心脑血管疾病、糖尿病等发病风险。饱和脂肪酸供能比例应小于8%。

4. 碳水化合物　学龄儿童、青少年时期耗能比较大，碳水化合物是机体能量的主要来源，所以膳食中要提供足够的碳水化合物，如粮谷类、薯类等食物。注意限制纯能量食物的摄入，减少含糖饮料、甜点等摄入。

5. 无机盐　处于生长发育期的学龄儿童、生长突增高峰期的青少年比成年人需要更多的钙。学龄儿童、青少年膳食铁主要满足基本铁丢失、生长期铁蓄积和月经期铁丢失的需要，青春期生长加速阶段铁需要量进一步增大。锌对生长发育、智力发育、免疫功能、物质代谢和生殖功能有重要作用。学龄儿童、青少年因生长发育，对甲状腺激素需要增加，是碘缺乏的高危人群（表5-3）。

表5-3　我国儿童青少年膳食部分无机盐推荐摄入量

年龄/岁	钙/(mg·d⁻¹)		铁/(mg·d⁻¹)		锌/(mg·d⁻¹)		碘/(μg·d⁻¹)	
	男	女	男	女	男	女	男	女
7～	1 000	1 000	13	13	7.0	7.0	90	90
11～	1 200	1 200	15	18	10.0	9.0	110	110
14～18	1 000	1 000	16	18	12.0	8.5	120	120

6. 维生素　学龄儿童、青少年维生素 A 缺乏的发生率远高于成人,可导致儿童生长迟缓、贫血、免疫功能下降、暗适应障碍、眼干燥症等。长期维生素 D 缺乏与骨软化、骨质疏松有关,易出现亚急性佝偻病,以骨质增生为主,容易出现腿疼和抽搐。维生素 B_1 缺乏可导致脚气病,主要表现为神经 – 心血管系统损伤。维生素 B_2 缺乏可出现生长迟缓、皮肤炎症或继发缺铁性贫血。叶酸缺乏可导致巨幼细胞贫血和高同型半胱氨酸血症。维生素 C 具有抗氧化作用,在铁的利用、叶酸还原、胆固醇代谢以及抗体、胶原蛋白、神经递质合成等方面发挥重要作用(表 5-4)。

表 5-4　我国儿童青少年膳食部分维生素推荐摄入量

年龄 / 岁	维生素 A/ ($μgRAE·d^{-1}$)		维生素 D/ ($μg·d^{-1}$)	维生素 B_1/ ($mg·d^{-1}$)		维生素 B_2/ ($mg·d^{-1}$)		维生素 C/ ($mg·d^{-1}$)
	男	女		男	女	男	女	
7～	500	500	10	1.0	1.0	1.0	1.0	65
11～	670	630	10	1.3	1.1	1.3	1.1	90
14～18	820	630	10	1.6	1.3	1.5	1.2	100

三、儿童、青少年的合理膳食

(一)学龄前儿童的合理膳食

学龄前期是儿童生长发育稳步增长及良好饮食习惯培养的关键时期。足量食物、平衡膳食、良好饮食习惯是学龄前儿童获得全面营养、健康生长、构建健康饮食行为的保障。

《中国居民膳食指南(2022)》在一般人群膳食指南基础上对学龄前儿童的核心推荐如下:①食物多样,规律就餐,自主进食,培养健康饮食行为;②每天饮奶,足量饮水,合理选择零食;③合理烹调,少调料,少油炸;④参与食物选择与制作,增进对食物的认知和喜爱;⑤经常户外活动,定期体格测量,保障健康成长。学龄前儿童的合理膳食原则如下:

1. 足量食物、平衡膳食、规律就餐　餐次以每天 4～5 餐为宜,能量分配为早餐 30%、午餐 35%、晚餐 25%,加餐 10% 左右,定时、定量、定点进食,注意饮食卫生。

2. 烹调方式易于消化吸收　烹调方式要符合学龄前儿童的消化功能和特点,多采用蒸、煮、炖等方式,烹调注意色香味美,使儿童喜欢,促进食欲。食品的温度适宜、软硬适中,易被儿童接受。

3. 良好饮食习惯培养　不挑食、偏食或暴饮暴食,正确选择零食,并注意零食的食用安全。从小培养淡口味,减少食盐摄入。《中国居民膳食指南(2022)》建议,2～3 岁儿童每日食盐摄入量小于2g，4～5岁儿童小于3g。

（二）学龄儿童、青少年的合理膳食

学龄儿童、青少年正处于在校学习阶段，生长发育迅速，对能量和营养素的需要量高于成年人。充足的营养是其智力和体格正常发育乃至一生健康的物质保障，因此更需要合理膳食、均衡营养。

《中国居民膳食指南（2022）》在一般人群膳食指南基础上对学龄儿童、青少年的核心推荐如下：①主动参与食物选择和制作，提高营养素养；②吃好早餐，合理选择零食，培养健康饮食行为；③天天喝奶，足量饮水，不喝含糖饮料，禁止饮酒；④多户外活动，少视屏时间，每天60min以上的中高强度身体活动；⑤定期监测体格发育，保持体重适宜增长。

 知识链接

儿童、青少年饮水建议

儿童、青少年每天应足量饮用清洁卫生的白水。在温和气候下，轻身体活动水平的6岁儿童每天饮水800ml，7～10岁儿童每天饮水1 000ml；11～13岁男生每天饮水1 300ml，女生每天饮水1 100ml；14～17岁男生每天饮水1 400ml，女生每天饮水1 200ml。在天气炎热、大量运动、出汗较多时应适量增加饮水量。做到定时、少量多次饮水，不等口渴后再喝水，建议每个课间喝100～200ml水。

1. 学龄儿童的合理膳食原则

（1）食物多样化：学龄儿童应摄入粗细搭配的多种食物，每日膳食由谷类、乳类、肉类、果蔬类食物共同组成，同类食物轮流选用，合理搭配，全面营养。

（2）保证吃好早餐：早餐的能量及营养素供应量应相当于全日量的约1/3。不吃早餐或早餐吃不好会使小学生在上午11点前后因能量不够而导致学习行为的改变，如注意力不集中，数学运算、逻辑推理能力及运动耐力等下降。

（3）培养良好饮食习惯：定时定量进食，少吃零食，不挑食、偏食或暴饮暴食。

2. 青少年的合理膳食原则

（1）多吃谷类，供给充足的能量：青少年的能量需要量大，随着活动量大小而有所不同，宜选用加工较为粗糙、保留大部分B族维生素的谷类，适当选择杂粮及豆类。

（2）保证足量的鱼、禽、蛋、乳、豆类和新鲜蔬菜水果的摄入：优质蛋白质应达50%以上，鱼、禽、肉、蛋每日供给量200～250g，乳类不低于300ml。每日蔬菜和水果的总供给量约为500g，其中绿色蔬菜类不低于300g。

（3）参加体力活动，避免盲目节食：青少年肥胖率逐年增加，应引导超重或肥胖的青少年少吃高能量的食物（如肥肉、糖果和油炸食品等）、增加体力活动、合理控制饮食，使

能量摄入低于能量消耗,逐步减轻体重。

四、儿童、青少年的主要营养问题

(一)学龄前儿童的主要营养问题

1. 不良饮食行为　学龄前儿童的不良饮食行为有挑食和偏食、不良零食行为。挑食和偏食行为的纠正:①反复强化和培养儿童对健康食物的认识和兴趣,尽可能少提供不健康的食物;②对于不喜欢吃的食物,可通过变更烹调方法或盛放容器加以改善;③鼓励尝试新食物;④相信儿童自我调节,不强迫进食;⑤开展营养教育;⑥增加儿童运动,增进食欲。不良零食行为的纠正:①尽量少吃高能量、低营养素的食物;②进食零食的时间不要离正餐太近,零食量不应影响正餐的食量;③家长要引导儿童正确选择零食。

2. 学龄前儿童肥胖　学龄前儿童超重肥胖预防建议为:①养成良好的饮食习惯,不偏食糖类以及高脂、高能量食物;②养成每天进行体育锻炼、参加各种体力活动和劳动的习惯;③减少久坐行为,其中每天看电视、用电脑的累计视屏时间不超过 1h,且越少越好。

3. 学龄前儿童龋齿　学龄前儿童龋齿的预防建议为:①保持口腔卫生,教学龄前儿童使用"画圈法"刷牙,通过早晚刷牙减少牙菌斑;②减少甜食的摄入;③定期进行口腔检查,对深窝沟龋或患龋倾向的乳磨牙进行窝沟封闭。

4. 学龄前儿童便秘　学龄前儿童便秘的预防建议为:①进行排便习惯训练;②建立合理的饮食结构,足量饮水,增加富含膳食纤维食物的摄入,如谷类、薯类、蔬菜、水果等;③增加运动量,保持愉快精神状态。

 知识链接

学龄前儿童合理零食选择原则

①优选乳制品、水果、蔬菜和坚果;②少吃高盐、高糖、高脂及可能含反式脂肪酸的食品,如膨化食品、油炸食品、糖果甜点、冰激凌等;③不喝或少喝含糖饮料;④零食应新鲜卫生、易消化;⑤要特别注意儿童的进食安全,避免食用整粒豆类、坚果,防止食物呛入气管发生意外,建议坚果和豆类食物磨成粉或打成糊食用。

(二)学龄儿童、青少年的主要营养问题

1. 不良饮食行为　不良饮食行为包括不吃早餐、挑食和偏食、喜好含糖饮料、饮酒、不合理零食等,应进行及时干预。

2. 生长迟缓和消瘦　生长迟缓和消瘦的干预措施为:①保证充足能量摄入;②适当

增加鱼、禽、蛋、瘦肉、豆制品等富含优质蛋白质食物的摄入,经常食用乳及乳制品;③每天吃新鲜蔬菜和水果;④保证吃好一日三餐,纠正偏食挑食和过度节食等不健康饮食行为;⑤保持适宜的身体活动。

3. 超重肥胖　超重肥胖的干预措施为:①减少能量摄入,做到规律进餐,细嚼慢咽,不暴饮暴食;②调整膳食结构,减少高脂肪、高能量食物的摄入,避免零食和含糖饮料;③增加体力活动,减少久坐少动。

4. 缺铁性贫血　缺铁性贫血的干预措施为:①多吃含铁丰富的食物,如动物血、肝、瘦肉;②多吃富含维生素 C 的新鲜蔬菜和水果,促进铁的吸收。

5. 维生素 D 缺乏及钙摄入不足　维生素 D 缺乏及钙摄入不足的预防建议为:①多吃含钙丰富的食物如乳及乳制品、虾皮、芝麻、豆制品等;②多吃维生素 D 丰富的海鱼、动物肝脏、蛋黄等;③多进行户外活动,多晒太阳;④必要时可口服维生素 D 补充剂或维生素 D 强化食品。

第四节　老年人的营养与膳食

 工作情景与任务

情景导入:

某 62 岁患者,身材匀称,有抽烟、喝酒、喝浓茶的习惯,热爱羽毛球运动,近期因打球后腿痛异常到医院就医,骨密度检测结果显示 T 值为 −2.9,医生诊断为骨质疏松症。

请思考:

1. 该患者的饮食习惯中有导致其疾病发生的因素吗?

2. 试为该患者提出有利于改善骨质疏松症的饮食建议。

WHO 和我国《老年人权益保障法》均规定年满 60 周岁为老年人。第七次全国人口普查显示,我国 60 岁及以上人口的比重达到 18.7%,其中 65 岁及以上人口比重达到 13.5%,积极应对人口老龄化已上升为国家战略。

一、老年人的生理特点

与青年和中年时期相比,老年人身体功能可出现不同程度的衰退,如咀嚼和消化能力下降、酶活性和激素水平异常、心脑功能衰退,视觉、嗅觉、味觉等感觉器官反应迟钝,肌肉萎缩、瘦体组织量减少等。这些变化可明显影响老年人食物摄取、消化和吸收的能力,使得老年人营养缺乏和慢性非传染性疾病发生的风险增加。

二、老年人的营养需求

（一）能量

老年人基础代谢率逐渐降低，一般比青壮年低10%～15%，加上体力活动减少，所以能量供给也要相应减少。老年人能量摄入过多，可引起肥胖，易产生动脉粥样硬化、糖尿病等疾病。老年人每日能量供给可根据体力活动强度确定。

（二）蛋白质

蛋白质对老年人尤其重要，因为老年人体内代谢过程以分解代谢为主，所以膳食中要有足够的蛋白质来补偿组织蛋白的消耗。当然蛋白质的供给也不宜过多，因老年人的消化能力减弱，肾脏排泄功能也减退，供给过多的蛋白质会加重胃肠道和肝肾负担，对老年人的身体是不利的。一般认为，老年人每日每千克体重供给1g蛋白质即可。中国老年人膳食指导（2017）建议，老年人膳食蛋白质的推荐摄入量（RNI）男女分别为75g/d和65g/d，由于老年人对蛋白质的消化、吸收和利用率较低，应多供给生物学价值较高的优质蛋白质，优质蛋白质应占总蛋白质摄入量的50%，以大豆、乳类、鱼类、瘦肉和蛋类作为蛋白质的主要来源。

（三）脂肪

脂肪的摄入量不宜过多，以占全天总能量的20%～30%为宜，脂肪摄入要以植物脂肪为主，饱和脂肪酸供能比例小于10%，每日膳食胆固醇控制在300mg以内，以预防心脑血管疾病的发生。

（四）碳水化合物

老年人糖耐量降低，胰岛素分泌减少，对血糖的调节作用减弱，易发生血糖增高，不宜食用含蔗糖高的食物。过多的糖类在体内可以转化为脂肪，引起肥胖及高脂血症等疾病。老年人糖类的摄入应以含有丰富淀粉的谷类为主，其需要量以占全天能量的50%～65%为宜，减少甜食，尤其是纯糖的摄入。

（五）膳食纤维

老年期的胃肠功能减弱，膳食纤维不仅可以促进肠蠕动，而且可以降低餐后血糖及血胆固醇浓度，预防结肠癌发生，因此老年人应摄取足量的膳食纤维。

（六）无机盐

老年人尤其是女性绝经后容易缺钙而出现骨质疏松症，需要补充足量的钙质，同时需要补充维生素D以促进钙的吸收。老年人对铁的吸收和利用能力下降，要注意补充铁。老年人饮食中要增加富含钙、铁、碘、锌等无机盐的食物，以预防骨质疏松症、贫血和高血压的发生。中国老年人膳食指导（2017）建议，老年人钙的推荐摄入量（RNI）为1 000mg/d，铁的推荐摄入量（RNI）为12mg/d，锌的适宜摄入量（AI）为男12.5mg/d、女7.5mg/d，碘的适宜摄入量（AI）为120μg/d。另外，老年人应保持清淡饮食，限制食盐摄人，每日摄入量控制在5g以内。

（七）维生素

维生素对于维持老年人健康、增强抵抗力、促进食欲和延缓衰老等均有重要作用，老年人维生素供给要充足，特别是维生素 A、维生素 D、维生素 E、维生素 C 及叶酸。中国老年人膳食指导（2017）建议，维生素 A 的推荐摄入量（RNI）为男 800μgRAE/d、女 700μgRAE/d，维生素 D 的推荐摄入量（RNI）为 15μg/d，维生素 E 的适宜摄入量（AI）为 14mg α-TE/d，叶酸的推荐摄入量（RNI）为 400μgDFE/d。

三、老年人的合理膳食

老年人膳食应食物多样化，保证食物摄入量充足。因老年人消化能力降低，应制作细软食物，少量多餐，主动饮水。老年人受生理功能减退的影响，易出现蛋白质、无机盐和维生素的缺乏，更应精心设计膳食，选择营养食品。户外活动有利于体内维生素 D 合成和延缓骨质疏松的发展，老年人应主动参加户外运动。

《中国居民膳食指南（2022）》在一般人群膳食指南基础上对 65～79 岁一般老年人的核心推荐如下：①食物品种丰富，动物性食物充足，常吃大豆制品；②鼓励共同进餐，保持良好食欲，享受食物美味；③积极户外活动，延缓肌肉衰减，保持适宜体重；④定期健康体检，测评营养状况，预防营养缺乏。对 80 岁及以上高龄老年人的核心推荐如下：①食物多样，鼓励多种方式进食；②选择质地细软、能量和营养素密度高的食物；③多吃鱼、禽、肉、蛋、乳和豆类，适量蔬菜配水果；④关注体重丢失，定期营养筛查评估，预防营养不良；⑤适时合理补充营养，提高生活质量；⑥坚持健身与益智活动，促进身心健康。老年人的合理膳食原则如下：

1. 合理安排饮食，摄入充足食物　食物多样化，数量充足，搭配合理，保证饮食质量；采用多种方法增加食欲，吃好每一餐，确保营养素摄入均衡、充分，维持能量摄入与消耗的平衡，保持适宜体重。

2. 烹饪选用适宜方式　多用炖、煮、蒸、烩、焖、烧等方法，烹调要讲究色香味、细软易于消化，少吃或不吃油炸、烟熏、腌制食物。

3. 保证获得足够优质蛋白质　每日一杯奶，适量吃豆类或豆制品，多吃鱼类，尤其是深海鱼，深海鱼不仅富含优质蛋白质，而且脂肪和胆固醇含量比较少，利于血脂调节和血管保护。通过补充足够的优质蛋白质，可以增强老年人的免疫力，维持组织器官的正常功能。

4. 保证充足维生素与无机盐摄入　多摄入新鲜蔬菜和水果，补充维生素和钙、铁和锌等无机盐，预防便秘、骨质疏松症和贫血等老年性疾病。

5. 饮食清淡有规律，禁烟限酒　老年人的饮食以少油、少盐、少糖、不辛辣的清淡食物为主,要注意保持良好的饮食规律,少量多餐,定时定量,饱食度适中,不暴饮暴食,不吸烟,少饮酒。

 知识链接

老年人细软食物的制作方法

1. 煮软烧烂,如制成软饭稠粥、细软的面食等。

2. 食物切小切碎,烹调时间长一些,保证柔软,如蔬菜可切成小丁、刨丝或者制成馅,包成素馅包子、饺子、馅饼,或者与荤菜混合烹饪等。

3. 肉类食物制成肉丝、肉片、肉糜、肉丸,鱼虾类做成鱼片、鱼丸、鱼羹、虾仁等,使食物容易咀嚼和消化。

4. 整粒黄豆不利于消化吸收,可加工做成豆腐、豆浆、豆腐干等豆类制品;红(绿)豆煮软,制成豆沙馅,或与面粉掺和,做成点心、面条和各种风味小吃。豆类通过发芽,其维生素的含量有所增加,且食用豆芽比干豆类容易消化。用豆类煲汤(如黄豆猪蹄汤、绿豆百合汤),有助于软化豆内膳食纤维。

5. 坚果、杂粮等坚硬食物碾碎成粉末或细小颗粒食用,如芝麻粉、核桃粉、玉米粉。

6. 质地较硬的水果或蔬菜可粉碎、榨汁,但一定要现吃现榨,将果肉和汁一起饮用,还可将水果切成小块煮软食用。

7. 多采用炖、煮、蒸、烩、焖、烧等烹调方法,少吃煎炸、熏烤和生硬的食物。

四、老年人的主要营养问题

(一)蛋白质摄入不足

老年人容易因蛋白质摄入不足而引起蛋白质 – 能量营养不良,这除了与食物种类受限、食物缺乏等原因引起的膳食摄入不足有关外,更重要的是老年人缺乏选择健康食物的知识。随着年龄增加,人体肠道乳糖酶会逐渐减少或者功能减退,使老年人不能正常消化、分解牛乳中的乳糖,出现腹胀、腹痛、腹泻等乳糖不耐受的症状。酸奶的乳糖经过发酵分解明显减少,而且酸奶在发酵过程中会产生部分益生菌,能促进乳糖的吸收,减轻或避免乳糖不耐受情况的发生。因此,要重视对老年人群体开展营养健康指导,帮助老年人正确选择健康食物。

老年人蛋白质摄入不足的预防建议:①饮用牛乳可以少饮多次,或者在饮用牛乳前适当补充乳糖酶,也可以改喝无乳糖配方乳、豆浆和酸奶;②将大豆及其制品作为蛋白质的主要来源,在此基础上补充其他优质蛋白;③在蔬菜中多选用鲜豆类,与适量鱼、肉类搭配烹调,实现氨基酸的互补。

特殊医学用途配方食品

特殊医学用途配方食品简称特医食品,是指为了满足进食受限、消化吸收障碍、代谢紊乱或特定疾病状态人群对营养素或膳食的特殊需要,专门加工配制而成的配方食品。高龄和衰弱老年人进食量不足目标量的 80% 时,可以在医生和临床营养师指导下合理使用特医食品。特医食品的选择中,标准整蛋白配方适合大多数老年人的需要;氨基酸和短肽类的特医食品适合胃肠功能不全(如重症胰腺炎等)的老年人;高能量密度配方有利于实现老年人营养充足;不含乳糖的特医食品适合乳糖不耐受、易出现腹泻的老年人;添加膳食纤维的特医食品可改善老年人的肠道功能,减少腹泻和便秘发生。

(二)微量营养素摄入不足

《中国居民膳食指南科学研究报告(2021)》显示,老年人维生素 B_1、维生素 B_2、叶酸、铁摄入不足的比例均高于 80%,80 岁以上高龄老年人低体重率为 8.3%,贫血率达到 10%,农村老年人营养不足问题更为突出。

老年人微量营养素摄入不足的预防建议为:①应注意多食用黄绿色蔬菜、水果和适量的动物性食物;②适量摄入肉类、豆类及各种粗粮等富含维生素 B_1 的食物;③摄入充足的钙,每天摄入 300g 鲜乳或者相当量的乳制品,多吃含钙丰富的大豆及豆制品、深绿色叶菜、海带、虾皮、木耳等食物;④铁摄入量要充足,可选择富含血红素铁的动物内脏、瘦肉、牛肉,同时多食用含维生素 C 的蔬菜、水果,以利于铁的吸收。

(三)饮水不足

老年人肾脏功能减弱,对尿的浓缩能力和对体液的贮备能力下降,体液平衡恢复缓慢,容易导致机体慢性失水。当水摄入不足时,会对机体的健康产生严重损害。

老年人饮水不足的预防建议为:①应主动饮水,少量多次,每次 50~100ml,清晨一杯温开水,睡前 1~2h 一杯水;②不应在感到口渴时才饮水,应养成定时和主动饮水的习惯;③每天的饮水量不低于 1 200ml,应以 1 500~1 700ml 为宜,首选温热的白开水,根据个人情况,也可选择饮用淡茶水,少喝浓茶与饮料。

(四)营养相关疾病

《中国居民膳食指南科学研究报告(2021)》显示,由于膳食不平衡造成老年人肥胖以及营养相关慢性疾病的问题依然严峻。老年人肥胖率为 13.0%,高血压患病率近 60%,糖尿病患病率近 15%,肌肉衰减综合征和骨质疏松症也是老年人常见的营养相关疾病。

老年人营养相关疾病的预防建议:①对常见的肥胖及慢性疾病,应通过合理饮食加以预防和纠正;②肌肉衰减综合征可通过增加优质蛋白的摄入,增加深海鱼油、海产品等富含 $n-3$ 多不饱和脂肪酸的食物摄入,补充维生素 D 和多种抗氧化维生素的方式进行预防；③骨质疏松症可通过适量摄入蛋白质、补充维生素 D 和钙、禁烟酒等方法来防治。

本章小结

　　特定人群包括孕妇、乳母、婴幼儿、儿童青少年以及老年人。孕期和哺乳期妇女要同时满足自身新陈代谢和后代生长发育的需要，对能量、蛋白质、无机盐和维生素，特别是钙、铁和维生素 A、维生素 D 等营养素的需求量特别大；婴幼儿生长快、营养要求高，但消化吸收能力有限，必须根据其不同时期的具体情况科学选择母乳、人工或混合的不同喂养方式，保证蛋白质、热能及其他营养素供给和适宜的户外活动；儿童、青少年是成长过程的关键时期，培养其良好饮食习惯，保证足量食物，平衡膳食，少喝含糖饮料是其获得全面营养、促进生长发育的有力保障；老年人生理功能衰退，对食物的消化、吸收及代谢能力有限，容易出现营养不良或肥胖，引发肌肉衰减综合征、骨质疏松症、心脑血管疾病和糖尿病等慢性非传染性疾病。因此，在对特定人群开展营养与膳食指导时，必须根据其不同的生理特点、营养需求和具体的营养问题，有针对性地提出建设性意见，指导其合理膳食，均衡营养，预防疾病，促进健康。

（桑丽军　陈　方）

思考与练习

1. 简述母乳喂养的优点。
2. 婴儿辅食添加的原则是什么？
3. 学龄儿童、青少年易出现哪些营养问题，应如何预防？
4. 老年人的合理膳食原则有哪些？

第六章 | 疾病的营养治疗

06章 数字资源

1. 具有关心、关爱患者的态度和指导患者营养治疗的意识。
2. 掌握心脑血管疾病、糖尿病、恶性肿瘤、痛风、肥胖、骨质疏松症的营养防治原则。
3. 熟悉心脑血管疾病、糖尿病、恶性肿瘤、痛风、肥胖、骨质疏松症的食物选择。
4. 了解心脑血管疾病、糖尿病、恶性肿瘤、痛风、肥胖、骨质疏松症的定义、临床特点。
5. 学会根据不同疾病的具体病情,科学运用相应的营养治疗原则指导患者的日常膳食,以提高临床护理质量。

营养是疾病治疗中不可缺少的组成部分,目的是依据患者代谢变化特点与营养需求的不同,通过营养与膳食来提高机体对疾病的抵抗能力,防止并发症,促进患者早日康复。

 营养与健康

肥胖已成为一种全球性"流行病",近年来我国城乡居民超重肥胖率继续上升,有超过一半的成年居民超重或肥胖,超重和肥胖已成为严重影响人们身心健康的主要公共卫生问题。肥胖可导致较高的早期死亡风险,并增加总体死亡率。研究表明,肥胖是糖尿病、高血压、心脑血管疾病和某些肿瘤等慢性非传染性疾病的主要危险因素。为更好地预防、控制、管理超重和肥胖,中国营养学会牵头撰写了《中国超重/肥胖医学营养治疗指南(2021)》。指南重点介绍了医学营养减重干预方法,内容涵盖不同膳食模式及代餐食品、生物节律、肠道微生态、代谢手术等方面,并对特殊人群的减重进行了阐述。试着从营养与膳食的角度分析现代人容易发胖的原因。

第一节　肥胖症的营养治疗

 工作情景与任务

情景导入：

患者，男性，45岁，由于工作原因，平常应酬多，活动量少，喜食肉食与甜食，嗜酒。主诉：近日感疲乏、头晕。查体：身高170cm，体重90kg，血压130/86mmHg。实验室检查：总胆固醇6.0mmol/L，甘油三酯5.6mmol/L。

请思考：

1. 如何评价该患者的肥胖程度？

2. 如何对该患者进行减重饮食指导？

一、肥胖症概述

肥胖症是指体内脂肪堆积过多和（或）分布异常所导致的损害健康的一种慢性代谢性疾病，表现为脂肪细胞数目增加和（或）体积增大。

根据《中国居民营养与慢性病状况报告（2020年）》，超重和肥胖已经成为我国人群突出的营养问题之一。按照我国标准，成年人（≥18岁）中超重和肥胖比率分别为34.3%和16.4%，超重/肥胖成年人已超过50%。通常按脂肪分布的部位不同，肥胖分为中心性肥胖和全身性肥胖两种类型。中心性肥胖对多种慢性疾病的危险更大，更容易发生高脂血症、高血压等并发症。

肥胖症的常用诊断方法有标准体重法、体质指数法和腰臀比。

（一）标准体重法

标准体重是WHO推荐的衡量肥胖的传统方法。计算公式如下：

$$标准体重（kg）= 身高（cm）-105$$

$$肥胖度（\%）=（实际体重-标准体重）/ 标准体重×100\%$$

肥胖度及其判断标准见表6-1。

表6-1　肥胖度及其判断标准（标准体重法）

肥胖度	等级
10%～20%	超重
20%～30%	轻度肥胖
30%～50%	中度肥胖
>50%	重度肥胖

（二）体质指数法

体质指数（BMI）是衡量不同性别、不同年龄的成年人最常用的超重和肥胖的指标，可反映体脂增加的百分含量。但同一BMI的不同个体肥胖水平可能不同，尤其是肌肉发达的个体。计算公式如下：

$$BMI=体重(kg)/[身高(m)]^2$$

BMI及其等级判断见表6-2。

表6-2　BMI及其等级判断（体质指数法）

BMI	等级
18.5～23.9	正常体重
24.0～27.9	超重
28.0～29.9	肥胖1级
30.0～40.0	肥胖2级
>40.0	肥胖3级

（三）腰围、臀围和腰臀比

腰围（WC）是反映腹部脂肪分布的重要指标；臀围（HC）是反映臀部脂肪分布的重要指标；腰臀比（WHR）反映了人体的脂肪分布特点和肥胖特点。WHO规定WHR男性≥0.9、女性≥0.8为腹部性肥胖的标准。对于WC，我国规定：男性≥85cm、女性≥80cm为腹部性肥胖。

 知识链接

腰围（WC）、臀围（HC）测量方法

腰围测量方法：采用肋弓下缘与髂嵴最高点连线的中点作为测量点。在平静呼气状态下，被测者取直立位，用软尺水平环绕测量部位，松紧应适度。测量过程中避免吸气，并应保持软尺各部分处于水平位置。

臀围测量方法：被测者自然站立，臀部放松，呼吸自然。将软尺置于臀部的最高点和股骨大粗隆水平两个测量点，水平围绕臀部一周进行测量。

二、肥胖症的营养治疗原则

（一）控制总能量摄入

能量控制应循序渐进，不宜减少过多，每日能量摄入不低于800kcal，以免影响健康。轻度肥胖患者每日减少250kcal能量摄入，每月可减少体重1kg；中度以上肥胖患者每日可减少550kcal的能量摄入。肥胖者能量摄入量应保持负平衡，以消耗体内贮存的脂肪。

（二）调整供能营养素构成

肥胖症营养治疗的三大供能营养素分配原则，蛋白质占总能量20%~25%、脂肪占20%，碳水化合物占45%~50%。即应采用高蛋白、低脂肪、低碳水化合物膳食，减肥效果好。这种膳食可增加饱腹感和依从性，有利于减肥后体重的维持。

（三）补充维生素、无机盐

低能量膳食会引起某些维生素和微量元素的缺乏。肥胖者日常膳食中应及时补充B族维生素和锌、硒等微量元素，以弥补因低能量膳食导致的缺乏，改善能量代谢紊乱，有利于减肥。

（四）养成良好的饮食习惯

一日三餐，控制和减少零食的摄入。三餐的能量分配为30%、50%和20%，晚餐宜清淡、低能量、易消化。选择良好的烹调方式，宜采用蒸、煮、炖等方式，忌用油炸、煎、炒等方法。尽量减少油脂的摄入。细嚼慢咽，饮食规律有度，改变挑食、偏食、喜吃零食和甜食的习惯，多素少荤，低盐膳食，少喝咖啡和浓茶。

（五）饮食调配

1. 宜用食物　谷类、各种瘦肉、鱼、豆、乳、蛋类均可选择，但应限量。主食需粗细搭配，红肉类选择瘦肉部分，牛乳、酸奶等可选用低脂、低糖品种。蔬菜和水果可多选用，尽可能多摄入绿叶蔬菜和低糖水果。

2. 忌（少）用食物　富含饱和脂肪酸的各类食物，如肥肉、猪牛羊油、椰子油等，以及各类油炸、煎的食品；富含精制糖的各种糕点、饮料；零食和酒类。

三、肥胖症患者食谱举例

早餐	豆浆200ml，白水煮蛋1颗（50g），全麦馒头50g，凉拌青菜150g
午餐	杂粮饭100g（粳米25g、小米25g、玉米25g），青椒炒牛肉（牛肉35g、青椒150g），凉拌木耳黄瓜（木耳10g、黄瓜100g）
晚餐	糙米饭75g（糙米50g），清蒸鱼100g，炒芹菜50g，凉拌海带丝（海带丝50g）
营养分析	热能1 500kcal（6.3MJ），蛋白质115g（30%），脂肪35g（20%），碳水化合物180g（50%）；全天用油10g，钠盐5g

第二节　高脂血症的营养治疗

 工作情景与任务

情景导入：

患者，男性，62岁，血脂和胆固醇升高10余年，冠心病病史4年，近日左侧胸部疼痛,心电图示有左心室前壁心肌梗死。饮食喜咸食、肉类及油炸食物,嗜酒,很少吃水果蔬菜。

请思考:

1. 该患者的饮食习惯合理吗?

2. 该患者在日常饮食中应注意哪些方面的问题?

一、高脂血症概述

高脂血症是指由于脂肪代谢或运转异常所导致的血浆中一种或多种脂质高于正常范围的疾病。血脂一般包括胆固醇和甘油三酯,其中以胆固醇升高为主的称为高胆固醇血症;以甘油三酯升高为主的称为高甘油三酯血症;如果两种成分同时升高,称为混合型高脂血症。造成高脂血症的常见原因有遗传因素、高龄、高脂高热量饮食、肥胖、饮酒、吸烟、体力活动减少等。高脂血症是很多心脑血管疾病如冠心病、脑出血、脑梗死、高血压等的重要危险因素。由于高血脂对身体的损害往往具有隐匿性、渐进性和全身性的特点,早期没有特异的症状或不适,而一旦引起血黏稠度增高、血流缓慢,血液中过多的脂质将沉积于血管壁上,就会导致血管动脉粥样硬化的发生,无论发生在脑血管还是心脏血管,其结果都是致命性的。因此,高脂血症患者必须通过各种方式来降低血脂,除了药物、戒烟酒、多做运动外,饮食控制是最基本和最有效的辅助治疗措施。

二、高脂血症的营养治疗原则

饮食治疗是高脂血症治疗的基础,无论是否采取药物治疗,都必须进行饮食治疗。高脂血症的营养治疗原则是"四低一高",即低能量、低脂肪、低胆固醇、低糖、高纤维膳食。

(一)减少总能量的摄入

高脂血症患者多数是合并肥胖症或超重的患者,可通过限制高能量、高碳水化合物和高脂肪食物的摄入,同时增加一定量的运动来促使体脂分解,有助于调整血脂。

(二)减少脂肪的摄入

减少脂肪特别是动物性脂肪的摄入,因这类食物中的饱和脂肪酸过多,能促进能量在体内的储存及胆固醇吸收,并可加速血液凝固、血栓形成。

多不饱和脂肪酸能够减少血小板的凝聚,降低血脂,保护神经系统,因此提倡多吃海鱼,以降低血脂。烹调时,应采用植物油为主,每日烹调油 10~15ml。

(三)限制胆固醇的摄入

胆固醇是人体必不可少的物质,但不能摄入过多,每日胆固醇的摄入量不超过

300mg,忌食含胆固醇高的食物,如动物内脏、蛋黄等。

（四）供给充足的蛋白质

蛋白质主要来源于乳类、蛋类、瘦肉类、鱼虾类及大豆、豆制品等食品。但植物蛋白质的摄入量要在50%以上。

（五）适当减少碳水化合物的摄入

过多的碳水化合物可以在体内转化为脂肪,因此每餐应七八分饱。同时应多摄入粗粮,如小米、燕麦、豆类等食品。

（六）增加维生素、无机盐和膳食纤维的摄入

应多吃富含维生素C、无机盐和膳食纤维的新鲜蔬菜和水果。

（七）饮食调配

1. 宜用食物　富含维生素C的食物,如新鲜的蔬菜和水果;富含膳食纤维的食物,如蔬菜、豆类、粗粮等;含优质蛋白质的食物,如鸡蛋清、瘦肉、脱脂乳等;富含 ω-3 不饱和脂肪酸的食物,如鲭鱼、三文鱼、沙丁鱼、金枪鱼等深海鱼类等。

2. 忌(少)用食物　动物性脂肪(鱼油除外);胆固醇含量高的动物内脏、蛋黄、鱼子、蟹籽、蛤贝类;甜食和纯糖类食物。

三、高脂血症患者食谱举例

早餐	脱脂牛乳250ml,全麦馒头(面粉75g),白水煮蛋1颗(50g),拌莴笋丝150g(莴笋150g)
午餐	糙米饭100g(糙米75g),土豆烧牛肉(牛肉25g、土豆100g),百合木耳炒芹菜(百合10g、干木耳10g、西芹100g)
晚餐	二米饭100g(大米50g、小米25g),番茄豆腐汤(番茄50g、豆腐50g),清蒸鱼(深海鱼100g)
营养分析	热能1 700kcal(7.1MJ),蛋白质85g(20%),脂肪38g(20%),碳水化合物255g(60%);全天用油10g

第三节　高血压的营养治疗

 工作情景与任务

情景导入：

患者,男性,45岁,会计师。高血压病史2年,尚未发现明显的心脑血管疾病及肾脏并发症,因血压控制不理想到医院进行营养咨询。护士与他亲切沟通后,经测量血压值

为 150/100mmHg，身高 170cm，体重 80kg，询问日常饮食情况和身体活动情况后得知，该患者不喜欢吃蔬菜、水果，口味重，吃饭速度较快。平时喜欢与朋友聚会喝酒，很少运动。开车上下班，工作时间基本坐在电脑前。

请思考：

1. 该患者的哪些生活习惯是导致其高血压的主要危险因素？

2. 如何对该患者进行高血压膳食指导？

一、高血压概述

高血压是以动脉血压增高为主的临床症候群，是常见疾病之一。高血压初期临床表现主要是头痛头晕、记忆力减退、失眠、健忘、心悸、乏力等症状；晚期可发生心、脑、肾和视网膜的小动脉硬化和痉挛，可产生组织病理改变。

高血压的病因至今尚不完全清楚，一般认为与遗传、压力、肥胖、食盐摄入过量、吸烟等因素有密切关系。相关营养素与高血压的关系如下：

1. 钠　钠在体内积蓄，导致血容量增加，还会增加血管对升压物质的敏感性，引起小动脉痉挛，外周血管阻力增高，增加心血管的负荷；因需要排出过量的钠和水，肾脏负荷也相应增加。

2. 钾　钾能阻止摄入过多食盐引起的血压升高，增加钾摄入量有利于钠和水的排出。

3. 钙　钙的摄入与血压呈负相关。体内钙不足，使血管壁平滑肌细胞膜的通透性增加，细胞外的钙流入细胞内，促使平滑肌细胞收缩、阻力增加，使血压升高。

研究发现，许多营养因素，如热能、镉、锌、脂肪、胆固醇、蛋白质、维生素及食物中某些其他成分，与高血压的发病有关。因此在高血压的防治中，合理营养是十分重要的。通过膳食调节控制血压，能显著降低脑血管意外和冠心病的死亡率。

二、高血压的营养治疗原则

（一）控制热能和体重

肥胖是高血压的危险因素之一，而肥胖的主要原因是热量过剩。体内多余的热量可转化为脂肪贮存于皮下，从而导致肥胖。因此，控制热能摄入、保持理想体重是防治高血压的重要措施之一。

（二）限盐

研究发现，食盐摄入量与高血压的发病呈正相关。故一般主张，凡有轻度高血压或有高血压家族史者，其食盐摄入量最好控制在每日 5g 以下；对血压较高或合并心衰者，摄盐量应更严格限制，每日用盐量以不超 2g 为宜。

（三）控制膳食脂肪

食物脂肪的热能比应控制在 25% 左右，最高不应超过 30%。脂肪的质量比数量更有意义。动物性脂肪含饱和脂肪酸高，可升高胆固醇，易导致血栓形成，使高血压和脑卒中的发病率增加；而植物性油脂含不饱和脂肪酸较高，能延长血小板凝集时间，抑制血栓形成，降低血压，预防脑卒中。故食用油宜多选植物油，宜选用低饱和脂肪酸、低胆固醇的食物，如蔬菜、水果、全谷食物、鱼、禽、瘦肉及低脂乳等。

（四）食用富含维生素 C 的食物

维生素 C 可使胆固醇氧化为胆酸排出体外，从而改善心脏功能和血液循环。柑橘、大枣、番茄、芹菜叶、油菜、小白菜、莴笋叶等食物中均含有丰富的维生素 C，多食用此类新鲜蔬果有助于高血压的防治。

（五）保证膳食中钾和钙的摄入

钾可通过直接的扩血管作用，增加水钠排出而降低血压。钙也可通过增加水钠排出、合成钙调节激素、调节交感神经系统活性而降低血压。蔬菜和水果是钾的最好来源。乳和乳制品是钙的主要来源，其含钙量丰富，吸收率也高。

（六）戒酒

过量饮酒会增加患高血压、脑卒中等危险，而且饮酒可降低降压药物的作用，故高血压患者应戒酒。

（七）饮食调配

1. 宜用食物　多食用能保护血管、有降血压和降血脂作用的食物。如芹菜、胡萝卜、番茄、荸荠、黄瓜、木耳、海带、香蕉等有降压作用；山楂、大蒜以及香菇、平菇、蘑菇、黑木耳、银耳等蕈类食物有降脂作用。多食用富含钙的食物，如乳类及其制品、豆类及其制品、鱼、虾等。多食用富含维生素的新鲜蔬菜、水果，如青菜、小白菜、芹菜叶、柑橘、大枣、猕猴桃、苹果等。

2. 忌(少)用食物　限制能量过高的食物，尤其是动物油脂或油炸食物；限制所有过咸和含钠高的食物。不用和少用的食物包括油饼、咸大饼、油条、一切盐腌食物、含盐量不明的食物和调味品、烟、酒、浓茶及辛辣刺激食品。

三、高血压患者食谱举例

早餐	牛乳(牛乳 250ml)，全麦面包(面粉 50g)，鸡蛋 1 颗(50g)，海米拌菠菜(海米 10g、菠菜 100g)
加餐	水果 200g
午餐	糙米饭(大米 100g)，肉丝炒芹菜(瘦猪肉 50g、芹菜 100g)，木耳山药炒青花菜(干木耳 10g，山药 50g，青花菜 50g)，海带豆腐汤(豆腐 200g、海带 50g)

晚餐	二米粥(大米 25g、小米 25g),豆包(面粉 50g、赤小豆 20g、白糖 5g),清蒸鱼(鱼 100g),蒜蓉蒸娃娃菜(娃娃菜 150g)
营养分析	热能 2 000kcal(8.4MJ),蛋白质 75g(15%),脂肪 56g(25%),碳水化合物 300g(60%);全日用油 20g,用盐 4g

第四节　冠心病的营养治疗

 工作情景与任务

情景导入：

患者,男性,40 岁。因反复心前区疼痛 2 年、加重 1 天后入院。查体血清胆固醇 6.8mmol/L,甘油三酯 3.1mmol/L,肌钙蛋白正常,心电图提示 T 波低平,ST 段下移。入院体检:血压 150/100mmHg,身高 170cm,体重 80kg,心率 96 次/min,并询问了日常饮食情况和身体活动情况。该患者喜食油腻,口味重,吃饭速度较快。平时喜欢与朋友聚会喝酒,很少运动。

请思考：

1. 该患者可能患什么疾病?

2. 如何为该患者进行膳食营养指导?

一、冠心病概述

冠状动脉粥样硬化性心脏病简称冠心病,是指由于脂质代谢不正常,血液中的脂质沉着在动脉内膜上,在动脉内膜一些类似粥样的脂类物质堆积而成斑块,导致冠状动脉硬化,发生狭窄甚至堵塞,或因伴随痉挛而致心肌缺血缺氧所引起的心脏病。冠心病是中老年人的常见病、多发病,部分患者可无临床症状,有症状者主要表现为胸闷、胸痛、心悸、呼吸困难等。冠心病的主要病因是冠状动脉粥样硬化,目前动脉粥样硬化的原因尚不清楚,可能是多种因素综合作用的结果。其危险因素有年龄、性别、家族史、血脂异常、高血压、糖尿病、吸烟、超重、肥胖、痛风等。近年来冠心病发病呈年轻化趋势,已成为威胁人类健康的主要疾病之一,应长期服药治疗。

二、冠心病的营养治疗原则

（一）控制总热量

碳水化合物应占每日供给总能量的 60%~70%,少用蔗糖、果糖及纯糖制品。膳食热量的控制以维持理想体重为宜。

（二）限制脂肪摄入量

脂肪摄入量应占总热量的 25% 以下。控制膳食中饱和脂肪酸和胆固醇的摄入，是防止血清胆固醇升高、预防冠心病的重要措施。每天胆固醇摄入量应控制在 300mg 以下。多不饱和脂肪酸可降低血清胆固醇浓度，抑制血凝，防止动脉粥样硬化的形成。

（三）适量的蛋白质

蛋白质的每日供给量应达总能量的 10%，要注意动物性蛋白质和植物性蛋白质的合理搭配。动物性蛋白质摄入时，饱和脂肪酸和胆固醇的摄入量也相应增加，故提倡减少动物性蛋白质的摄入。大豆制品有降低血胆固醇和预防动脉粥样硬化的作用，提倡食用。

（四）控制钠盐的摄入

冠心病患者往往合并高血压，尤其是在并发心功能不全时，由于肾血管有效循环血量减少，肾小球滤过率下降，导致钠潴留、血容量增加、心脏负担加重。一般钠盐每天摄入 5g 以下，中度以上心功能不全患者每天钠盐摄入量应控制在 3g 以下。水的摄入量也应适当控制，特别是对心功能不全患者，每天水供应量应控制在 800ml 左右。

（五）供给充足的维生素和无机盐

新鲜绿叶、根茎类蔬菜富含维生素、无机盐和膳食纤维，建议每天摄入量 400～500g。水果能量低，含丰富维生素 C 和大量果胶，建议每天摄入量 100～200g。

（六）饮食调配

1. 宜用食物　饮食宜清淡，少食多餐，多食易消化的食物，要有足够的新鲜蔬菜和水果。宜食富含维生素 E、镁的食物，如麦胚油、玉米油、小米、大麦、豆类及肉类等食物。蛋白质摄入宜动物性、植物性蛋白质各半，或植物性蛋白质略多于动物性蛋白质，并且要适当控制进食量。

2. 忌（少）用食物　不宜食用动物脂肪、含胆固醇较高的食物，如动物油、内脏、蛋黄及鱿鱼、乌贼鱼等。不食用含盐量较高的食物，不宜食用兴奋神经系统和促发血管痉挛的食物，如浓茶、咖啡、烈性酒、刺激性调味品（如芥末、洋葱等）。

三、冠心病患者食谱举例

早餐	牛乳（鲜牛乳 250ml、白糖 5g），全麦馒头（全麦面粉 50g），白水煮蛋（鸡蛋 50g），胡萝卜木耳炒西葫芦（胡萝卜 25g、木耳 10g、西葫芦 75g）
加餐	水果 1 个（鸭梨 200g）
午餐	二米饭（大米 50g、小米 50g），豆腐炖牛肉（豆腐 100g、牛肉 50g），白菜蒸海贝（新鲜海贝 250g、白菜 100g、粉丝 15g）

晚餐	米饭（大米100g），紫薯（50g），红烧鱼（草鱼100g），香菇芹菜（香菇25g、青菜150g）
营养分析	热能2 000kcal（8.4MJ），蛋白质75g（15%），脂肪45g（20%），碳水化合物325g（65%）；全日用油15g，盐5g

第五节 糖尿病的营养治疗

 工作情景与任务

情景导入：

患者，女性，65岁，2型糖尿病，身高160cm，体重70kg，空腹血糖7.5mmol/L，血脂水平正常。

请思考：

1. 如何对该患者实施正确的膳食指导？

2. 糖尿病患者膳食控制的总原则是什么？

一、糖尿病概述

糖尿病是一组由遗传和环境因素相互作用，使胰岛素分泌绝对或相对不足，或外周组织对胰岛素不敏感而引起的以糖代谢紊乱为主的全身性疾病。糖尿病的典型症状为"三多一少"，即多饮、多食、多尿和消瘦。其病因不完全清楚，一般认为与遗传因素、肥胖、高血压、高血脂、年龄、病毒感染以及自身免疫等因素有关。目前糖尿病已经成为危害我国居民健康的主要慢性疾病之一。生活方式对糖尿病尤其是2型糖尿病的发病有很大的作用。

二、糖尿病的营养治疗原则

糖尿病综合治疗的"五驾马车"中，饮食治疗是基础，如果没有良好的饮食配合，其他疗法难以显现其效果。

（一）合理控制总能量

根据病情、年龄、性别、身高、体重、劳动强度、活动量大小以及有无并发症确定能量供给量，原则上以维持或略低于标准体重为宜。

（二）合理控制碳水化合物的摄入

每日摄入量应根据血糖、尿糖、用药情况和劳动状态加以调整，大多数糖尿病患者膳食中碳水化合物所提供的能量应占总能量的 50%～65%。餐后血糖控制不好的患者可适当降低碳水化合物的功能比，不建议长期采用极低碳水化合物膳食。此外，细嚼慢咽、饭后平卧以延缓胃排空的时间、食物中含有一定量的膳食纤维等都有助于控制餐后血糖的急剧升高。

食物中碳水化合物种类不同，血糖升高的幅度也不同。食用分子量较小的碳水化合物如单糖与双糖后，血糖升高快而明显；而食用分子量较大的复合碳水化合物如马铃薯、山药等根茎类食物，血糖升高速度较慢。因此，应选用吸收较慢的多糖，限制单糖及双糖的摄入量。

 知识链接

食物血糖生成指数

食物血糖生成指数（GI）是某种食物升高血糖效应与标准食品（通常为葡萄糖）升高血糖效应之比，表示人体食用一定食物后会引起多大的血糖反应。它通常反映了一种食物能够引起人体血糖升高的能力。

当 GI 在 55 以下时，可认为是低 GI 食物；在 55～70 之间时，为中等 GI 食物；当血糖生成指数在 70 以上时，为高 GI 食物。

（三）限制脂肪、胆固醇的摄入

糖尿病患者应限制膳食脂肪的摄入，脂肪供能占总能量 20%～30%，其中饱和脂肪酸的比例不宜超过 10%。因此，烹饪时宜适量采用植物油，少用动物性脂肪。同时应避免进食动物内脏、鱼子、蛋黄等食物，减少胆固醇摄入。

（四）适当增加优质蛋白质

糖尿病患者常呈负氮平衡，要适当增加膳食蛋白质，建议蛋白质摄入量达总热能的 20% 或以上。成人按每日 1.0～1.5g/kg 摄入蛋白质，动物性蛋白质不低于蛋白质总量的 1/3，同时应补充一定量的豆类蛋白。但在出现糖尿病肾病及肾功能损害时，应限制蛋白质摄入，具体根据肾功能损害程度而定，通常按每日 0.5～0.8g/kg 供给蛋白质，一般每日不超过 30～40g。

（五）合理补充维生素和无机盐

糖尿病患者代谢旺盛，一方面对维生素与无机盐的需要量增加，另一方面膳食限制导致其来源减少，容易发生维生素和无机盐缺乏，应注意补充。但要适当限制钠盐摄入，以防止和减轻高血压、肾功能不全等并发症。

（六）增加膳食纤维的摄入

膳食纤维可以吸附并延缓碳水化合物在胃肠道内的消化吸收，抑制餐后血糖迅速升高，有降低血糖和改善糖耐量的作用。膳食纤维还具有降血脂、降血压、降胆固醇、促进肠蠕动、防止便秘等作用。建议每日膳食纤维摄入量为20～35g。

（七）限酒或禁酒

酒是纯热能食物，不含其他营养素。糖尿病患者饮酒有可能引起低血糖，因此应避免空腹饮酒。长期饮酒会损害肝脏，引起高甘油三酯血症，增加或提前发生糖尿病并发症，故应限酒或禁酒。

（八）合理分配餐次

糖尿病患者应结合饮食习惯、血糖、尿糖、药物反应等合理分配餐次。尽可能少食多餐，定时定量，防止饥饱不均，加重胰岛负担或出现低血糖反应及酮症酸中毒。对于使用降糖药后易出现低血糖症状的患者，可在三餐之间安排2～3次加餐。

（九）饮食调配

1. 宜用食物　主要是可延缓血糖、血脂升高的食物，如大豆及其制品、粗杂粮等。

2. 忌(少)用食物　易于使血糖迅速升高的白糖、葡萄糖、糖制糕点等食物；易使血脂升高和富含胆固醇的食物；白酒类。

三、糖尿病患者食谱举例

早餐	牛乳200g，全麦馒头100g，虾皮拌豆腐（北豆腐100g、虾皮10g）
中餐	玉米糁米饭（大米60g、玉米糁25g），猪肉炒芹菜（瘦猪肉50g、芹菜100g），鸡蛋炒韭菜（鸡蛋50g、韭菜100g），木耳拌黄瓜（木耳10g、黄瓜90g）
晚餐	荞麦面条100g，猪肉炒青椒（瘦猪肉25g、青椒100g），蒜蓉油麦菜（油麦菜100g）
营养分析	热能1 700kcal（7.1MJ），蛋白质85g（20%），脂肪48g（25%），碳水化合物234g（55%）；全天用油10g

注：所选食物可按食物交换份等值交换，但要考虑到血糖生成指数，尽可能选择血糖生成指数在55以下的食物。

 知识链接

中国糖尿病肾脏病防治指南

2型糖尿病及糖尿病前期患者均需要接受个体化医学营养治疗，由熟悉糖尿病医学营养治疗的营养(医)师或综合管理团队(包括糖尿病教育者)指导患者完成。

应在评估患者营养状况的基础上，设定合理的医学营养治疗目标和计划，控制总能量的摄入，合理、均衡分配各种营养素，达到患者的代谢控制目标，并尽可能满足个体饮食喜好。

第六节 恶性肿瘤的营养治疗

 工作情景与任务

情景导入：

患者，女性，72岁，身高165cm，体重55kg，退休工人，右肺癌术后，胃、十二指肠癌伴多发转移。

请思考：

1. 该疾病的营养治疗的目的是什么？

2. 该患者术后营养治疗的原则是什么？

一、恶性肿瘤概述

恶性肿瘤是一种全身性疾病，它不但在局部浸润性生长，破坏正常组织器官，而且在生长过程中消耗机体大量的营养物质，同时癌组织产生的有毒物质也会影响机体活力，给患者带来一系列的营养障碍和代谢紊乱，造成营养不良、消瘦、贫血，甚至出现恶病质，使患者机体抵抗力逐渐降低，最后因合并感染或导致重要脏器功能的衰竭而死亡。采用适当的饮食治疗，可有效减轻病情，缓解症状，增强体质，防止或延缓恶病质的发生，延长生存期。

二、恶性肿瘤的营养治疗原则

恶性肿瘤营养支持的目的在于通过预防和治疗营养不良来改善患者功能状况，从而提高患者抗癌治疗的效果，减少抗癌治疗的不良反应，改善生活质量，延长患者的生存期。恶性肿瘤患者的营养治疗原则是满足患者的营养需求、确保患者营养状况良好来支持抗癌治疗。

（一）适量的能量

恶性肿瘤是消耗性疾病，一方面癌细胞生长和增殖增加机体能量消耗，另一方面机体在疾病状态下出现营养摄入不足或营养缺乏状态。放疗、化疗会抑制食欲，导致摄入食物的量减少，加重患者营养不良。因此，对于恶性肿瘤患者，应适量补充能量。能量供给应视患者营养状况、活动量、性别、年龄而定，轻体力活动者需要量为30~35kcal/（kg•d），卧床患者为20~25kcal/（kg•d）。低体重患者可取高限，超重患者则取低限。

（二）充足的蛋白质

在肿瘤负荷下，患者有效摄入量减少，又伴有高代谢，蛋白质消耗增加，因此恶性肿瘤患者多伴有不同程度的蛋白质缺乏。蛋白质供给量充足能有效控制肌肉分解,同时保证基础氮平衡,尤其保证和免疫相关蛋白质的合成。另外,手术、放疗、化疗也会对机体正常组织造成不同程度的损伤,损伤组织的修复仍需要大量的蛋白质。蛋白质供给量应占总能量的15%～20%,或按1.0～2.0g/(kg•d)计算,其中优质蛋白质应占1/3以上。

（三）限制脂肪

多种恶性肿瘤的发生都与动物脂肪(除鱼油外)摄入过高有关,如结肠癌、直肠癌、乳腺癌、子宫内膜癌等;同时,高脂肪膳食可导致肥胖,而肥胖也是众多肿瘤的危险因素,如子宫内膜癌、乳腺癌、肾癌等。但大多数肿瘤存在胰岛素抵抗,所以日常膳食在适当范围内可以增加脂肪摄入量,不但可以降低血糖负荷,还可以增加饮食的能量密度。推荐脂肪摄入量不超过总能量30%,并需要调整动物性脂肪和植物性脂肪的比例,保证饱和脂肪酸、单不饱和脂肪酸和多不饱和脂肪酸的比例为1:1:1。

（四）足量的碳水化合物

碳水化合物仍是主要供能物质,应占总能量的50%～65%。供给足够的碳水化合物,可以改善患者的营养状况,减少蛋白质的消耗,保证蛋白质的充分利用。但葡萄糖是癌细胞的主要能量来源,因此饮食中应适量控制碳水化合物的供给量。注意粗细粮的搭配,对于营养支持的患者,不宜摄入过多的单糖。食物纤维具有明显的防癌、抗癌作用,如果胃肠条件允许,还应增加食物纤维的供给。

（五）丰富的维生素和无机盐

多种恶性肿瘤的发生都与机体某些维生素和无机盐缺乏密切相关。对此类患者,应严格监测、及时补充。若饮食调整而不能满足需要,可直接补充相应制剂,保证患者摄入足够的维生素和无机盐。

（六）特殊营养成分

有些食物本身含有某些特殊物质,具有很强的防癌、抑癌作用,如香菇、木耳、金针菇中富含的多糖类物质,人参中含有的蛋白质合成促进因子,大豆中的异黄酮,茄子中的龙葵碱,四季豆中的植物血凝素等,也应适量供给。

（七）其他

肝功能不全时应限制水钠摄入,肾功能不全时应限制蛋白质摄入,接受放化疗时饮食宜清淡。对于伴有严重消化吸收功能障碍者,可选用经肠要素营养或肠外营养,防止出现恶病质。

（八）饮食调配

1. 宜用食物

（1）蕈菇类:①蘑菇类,如香菇、冬菇、猴头菇等,富含蘑菇多糖,有明显的抗癌、抑癌作用;②木耳类,如银耳、黑木耳等,其提取物中的多糖类有很强的抑癌作用;③金针菇,富含多糖类、天冬氨酸、精氨酸、谷氨酸、丙氨酸及组氨酸等多种氨基酸和核苷酸及多种必需的微量元素和维生素,有明显的抗癌作用。

（2）水产品：①鱼类，尤其是海鱼，含有丰富的锌、钙、硒、碘等元素及核酸，有利于抗癌。②海参，含有海参素，对肉瘤有抑制作用，海参提取物硫酸黏多糖可明显增加脾脏的重量，提高腹腔巨噬细胞的吞噬功能，改善机体免疫功能；③海带，含有藻酸，可促进排便，防止便秘，抑制致癌物在消化系统内吸收，具有防癌、抗癌功效；④莼菜，含丰富的维生素B_2、天门冬素、海藻多糖碱，可有效抑制癌细胞增殖。

（3）乳类、豆类及其制品：①乳类，牛、羊乳中均含有某些特殊物质，具有抗癌作用；②豆制品，大豆及其制品中含有丰富的异黄酮，对乳腺癌、结肠癌等具有明显的抑制作用；③四季豆，富含蛋白质、维生素及植物血凝素，在体外能抑制食管癌及肝癌细胞株的生长，对移植性肿瘤也有抑制作用。

（4）蔬菜类：萝卜、卷心菜、南瓜、莴笋等，这些蔬菜均含有分解、破坏亚硝胺的物质。茄子含有龙葵碱，有抗癌作用；胡萝卜、菠菜、紫菜含大量的β-胡萝卜素、维生素C等，亦可防癌、抑癌。

（5）葱蒜类：①大蒜，含大蒜素及微量元素硒，具有抗癌作用，还含有某些脂溶性挥发油，可激活巨噬细胞，提高机体免疫力；②葱类，富含谷胱甘肽，可与致癌物结合，有解毒功能，而且还含有丰富的维生素C，宜经常食用。

（6）水果类：①苹果，含有苹果酸、酒石酸、柠檬酸、多糖类、各种维生素、无机盐及大量的维生素和果胶，果胶可与放射性致癌物结合，使之排出体外；②无花果，果实中含有大量葡萄糖、果糖、苹果酸、枸橼酸、蛋白水解酶等，是良好的抗癌食品；③大枣，含有大量的环磷酸腺苷及多种维生素，可改善机体免疫功能，是抗癌佳品；④沙棘、山楂、猕猴桃等也有抗癌效果。

（7）茶叶：各种茶叶，包括绿茶、红茶、黄茶、白茶、青茶和黑茶，都含有丰富的茶多酚、叶绿素及多种维生素，有防癌和抗癌作用。

2. 忌（少）用食物　动物脂肪、虾蟹类、腌制食物、烟熏食物、酸泡食物、罐头食品、辛辣刺激性调味剂。

三、恶性肿瘤患者食谱举例

早餐	海参青菜粥（小米50g、青菜碎50g、海参30g），白水煮蛋（鸡蛋1颗），蒜蓉炒芹菜（芹菜100g）
加餐	银耳莲子羹150ml（银耳5g、莲子10g、冰糖少许），水果（奇异果100g），核桃（15g）
午餐	米饭（大米100g），红焖黄鱼（100g），肉片炒苦瓜（瘦猪肉30g、苦瓜200g）
加餐	桂花蒸紫薯（紫薯50g、糖桂花10g），酸奶（原味酸奶150g），水果（火龙果100g）

晚餐	面条(面粉 100g),青椒炒茄子(青椒 50g、茄子 200g),肉丝炒萝卜丝(瘦猪肉 30g、萝卜 150g)
加餐	牛乳 200ml(白糖 15g)
营养分析	热能 2 050kcal(8.5MJ),蛋白质 101g(20%),脂肪 68g(30%),碳水化合物 258g(50%);全日用油 12g(建议使用橄榄油)

第七节　痛风的营养治疗

 工作情景与任务

情景导入:

患者,男性,58 岁,身高 165cm,体重 78kg。半年前右脚曾摔伤,日常有饮酒的习惯。饮用啤酒 2 瓶,半夜右脚趾跖关节出现红肿,疼痛难忍,遂到医院外科就诊。诊断为痛风。

请思考:

1. 痛风的病因是什么?

2. 对该患者进行营养健康教育的重点是什么?

一、痛风概述

痛风是人体内嘌呤合成代谢紊乱和(或)尿酸排泄减少、血尿酸增高所致的一组疾病。痛风可发生于任何年龄,但以中年以上男性居多,不少患者有家族史。根据导致血尿酸升高的原因,痛风可分为原发性和继发性两大类。原发性痛风除少数由十嘌呤代谢的一些酶的缺陷引起外,大多病因尚未明确,属遗传性疾病,患者常伴有高脂血症、肥胖、原发性高血压、糖尿病和动脉粥样硬化等。继发性痛风可由肾脏病、血液病、药物、高嘌呤食物等多种因素引起。临床表现为高尿酸血症和尿酸盐结晶沉积所致的特征性反复发作的急性关节炎、痛风石形成、痛风石性慢性关节炎,并可发生尿酸盐肾病、尿酸性尿路结石等,严重者呈关节畸形、功能障碍和肾功能不全。

二、痛风的营养治疗原则

营养治疗目的是限制外源性嘌呤的摄入,减少尿酸的来源,增加尿酸的排泄,以降低血清尿酸水平,从而减少痛风急性发作的频率和程度,防止并发症。营养治疗原则为"三低—高"，即：低嘌呤饮食、减轻体重、低盐低脂膳食和大量饮水。

（一）限制嘌呤

正常嘌呤摄取量为 600～1 000mg/d。患者应长期控制含嘌呤高的食品摄入。急性期应严格限制嘌呤的摄入，每日在 150mg 以下，可选用低嘌呤食物，禁用高嘌呤食物，中等嘌呤食物也应控制。缓解期中等嘌呤食物有限选用，其中肉类煮熟弃汤后食用，低嘌呤食物可自由选用，但高嘌呤食物属禁忌，动物的内脏、鲭鱼、沙丁鱼、小虾、肉汁（含有较高的嘌呤），应严格限制食用。蔬菜中的豆荚类如扁豆、青蚕豆、鲜豌豆因含较高的嘌呤，应限制食用，其他豆制品可食用。

（二）限制总能量

患者多伴有超重或肥胖，应控制能量摄入，尽量达到或稍低于理想体重，一般按 20～25kcal/（kg·d）。对消瘦、轻体力活动、老年人适当放宽。减少能量应循序渐进，切忌猛减，否则可引起体脂分解过快，导致酮症，抑制尿酸的排出，诱发痛风急性发作。

（三）限制蛋白质的摄入量

食物中的核酸多与蛋白质合成核蛋白存在细胞内，适量限制蛋白质供给可控制嘌呤的摄取。蛋白质供给量应限制在 1g/（kg·d），急性痛风发作时蛋白质可按 0.8g/（kg·d）供给。优质蛋白质可选用不含或少含核蛋白的乳类、干酪、鸡蛋等。尽量不食用肉、鱼、禽类等，如一定要食用，可煮沸弃汤后食少量。

（四）适量的糖类

糖类应占总能量的 60%～65%，这样可减少脂肪分解产生酮体，有利于尿酸盐排出。果糖可增加尿酸的生成，应减少其摄入量。

（五）限制脂肪摄入量

脂肪可减少尿酸排泄，应适量限制。脂肪的供给量占总能量的 20%～25%，为 40～50g/d。少吃油煎食物，采用少油的烹调方法。

（六）多选用蔬菜

增加碱性蔬菜和水果的摄入量，使尿液 pH 升高，以利于尿酸盐的溶解和排出。

（七）控制食盐的摄入量

钠盐有促进尿酸沉积的作用，应限制钠盐摄入，通常用量 2～5g/d。

（八）多饮水

如果患者心肾功能正常，饮水量应保持 2 000～3 000ml/d，保持每日的尿量在 2 000ml 左右。饮水应少量多次，每次 200ml 左右（1 杯），以促进尿酸的排出。伴肾结石者最好能达到 3 000ml。为了防止尿液浓缩，夜间也应补充水分。饮料以普通开水、淡茶水、矿泉水、菜汁、豆浆等为宜。但若伴有肾功能不全，水分应适量。

（九）禁酒

酒精可使体内乳酸增多，抑制尿酸排出，并促进嘌呤分解，使尿酸增高，诱发痛风发作,故不宜饮酒。

（十）饮食调配

1. 宜用食物　痛风患者宜选用低嘌呤食物。

2. 忌（少）用食物　在缓解期可按个人情况限量选用嘌呤含量中等的食物；禁用高嘌呤食物（表6-3）。一般食物嘌呤含量为：内脏、鱼>干豆、坚果、肉>叶菜>谷类>淀粉类、水果。

表6-3　常见食物的嘌呤含量

分类	常见食物
低嘌呤食物 （<25mg/100g）	乳类及乳制品、蛋类、动物血、海参等
	谷类：米、面条、米粉、通心粉等
	薯类：马铃薯、芋头等
	蔬菜及水果类：白菜、芹菜、茄子、苦瓜等，各类水果
中等量嘌呤食物 （25~150mg/100g）	豆类：绿豆、红豆、四季豆、豌豆等
	畜禽肉类：猪牛羊肉、鸡鸭肉等
	水产类：草鱼、虾、螃蟹等
	蔬菜：菠菜、花椰菜、茼蒿等
	干果类：花生、腰果、莲子等
高嘌呤食物 （150~1 000mg/100g）	豆类：黄豆、豆芽
	畜禽类：动物肝脏
	水产品：干贝类
	蔬菜：豆苗、芦笋、紫菜、香菇等

三、痛风患者食谱举例

（一）痛风急性期患者膳食举例

早餐	牛乳（牛乳250ml），白米粥（粳米25g），白面包（面粉25g、果酱10g）
午餐	米饭（大米100g），西红柿炒蛋（西红柿200g、鸡蛋1个），清炒油菜（油菜200g），水果（西瓜250g）
晚餐	馒头（面粉50g），青菜炒蛋（青菜100g、鸡蛋清50g），玉米粥（精加工玉米粉25g）
营养分析	热能1 600kcal（6.7MJ），其中蛋白质50g（13%），脂肪43g（24%），碳水化合物250g（63%）；烹调用油25g，全天饮水2 000ml

（二）痛风缓解期患者膳食举例

早餐	牛乳（牛乳250g），馒头（面粉50g、白糖10g），鸡蛋（50g），苹果（100g）
午餐	米饭（粳米75g），牛肉丝炒芹菜（牛肉25g*、芹菜100g），西红柿豆腐汤（西红柿50g、豆腐50g），蒜蓉花菜（花菜100g、蒜米20g）
晚餐	小米粥（小米50g），馒头（面粉50g、白糖10g），凉拌黄瓜（黄瓜丝、鸡蛋皮丝、木耳各50g），西芹炒肉丝（西芹100g、瘦猪肉25g*）
营养分析	热能1 800kcal（7.5MJ），其中蛋白质100g（22%），脂肪30g（15%），碳水化合物285g（63%）；全日用油25g，全天饮水2 000ml

*用煮过汤的肉。

知识链接

中国高尿酸血症与痛风诊疗指南

建议所有高尿酸血症与痛风患者保持健康的生活方式：包括控制体重、规律运动、限制酒精及高嘌呤、高果糖饮食的摄入，鼓励乳制品和新鲜蔬菜的摄入及适量饮水，不推荐也不限制豆制品（如豆腐）的摄入。

痛风是与生活方式相关的疾病，与长期高热量饮食和大量酒精摄入密切相关。体重增加是痛风发生的独立危险因素，体重下降可显著提高尿酸控制的达标率，降低痛风急性发作的频率。与欧美发达国家（大量摄入红肉及加工肉类、炸薯条、精粮、甜食和餐后甜点）相比，地中海膳食（大量摄入水果、蔬菜、坚果、豆类、低脂乳制品和全麦/杂粮，限制摄入钠、含糖甜食及饮料、红肉及加工肉类）明显降低痛风发生率，其中重度饮酒者痛风发病风险增加。甜味剂果糖应用广泛，明显增加血尿酸水平与痛风发病风险。豆类食品的嘌呤含量因加工方式而异，因此不推荐也不限制豆制品的摄入。

第八节　骨质疏松症的营养治疗

工作情景与任务

情景导入：

患者，女性，70岁，身高152cm，体重60kg。因腰酸背痛到医院就诊。经检查发现骨质疏松症。

请思考：

1. 骨质疏松症与哪些膳食因素有关？

2. 对该患者开展营养健康教育的重点是什么？

一、骨质疏松症概述

骨质疏松症是以骨量减少、骨的微观结构退化为特征的，致使骨的脆性增加以及易于发生骨折的一种全身性骨骼疾病。临床主要症状是骨痛，尤以腰背痛最常见，其余依次为膝关节、肩背部、手指、前臂、上臂。骨质疏松症病因尚未明确，除遗传外，可能与内分泌、体育锻炼、机械负荷和营养有关。在营养因素中，钙、磷和蛋白质是骨质重要组成成分，尤其是钙在许多食物含量较低，牛乳及其制品饮食常不能满足人体需要；维生素D在钙、磷代谢生理内稳机制上发挥重要的调节作用，某些特定人群也易缺乏。这些营养素摄入与骨质疏松症发生有密切关系。

二、骨质疏松症的营养治疗原则

骨质疏松症患者营养治疗的目的是通过饮食补充钙、磷、维生素D及其他相关的营养素，以预防或治疗骨质疏松症。

（一）保证充分的钙摄入

每天饮食供给800mg钙，更年期后的妇女和老年人每天摄入钙应更高些，以1 000～1 500mg为宜。首先注意多吃富钙食物，其次可以选择钙剂。钙剂主要分为无机钙和有机钙，其中无机钙包括氯化钙、碳酸钙，主要成分为氧化钙和氢氧化钙的活性钙、磷酸氢钙等；有机钙包括乳酸钙、葡萄糖酸钙、枸橼酸钙（柠檬酸钙）、葡糖醛酸内酯钙等。

 知识链接

服用钙剂的注意事项

服用钙剂时最好分次服用，时间在两餐之间或临睡前最为合适。食物中植酸、草酸、膳食纤维、脂肪、乙醇可降低钙的吸收，应尽量避免同时摄入。老年人、有遗传代谢缺陷或心肾疾病患者，补钙要慎重。

（二）适量摄入磷

注意钙磷比值，钙磷比值应以（1～1.5）:1为好，婴儿应为2:1。随着年龄增长，钙吸入较磷下降更快，故比值应高于2:1。保证每天从食物中摄入磷710mg，但不应过高，否则会导致血磷升高，抑制活性维生素D的生成，影响钙的吸收。

（三）注意维生素供给

适当晒太阳通常不会出现维生素D缺乏，同时可以增强钙的吸收。日晒较少者应注意供给含维生素D丰富的食物。维生素A参与骨有机质胶原和黏多糖的合成，对骨骼钙化有利;饮食不足时,应再额外补充维生素 A。含维生素 A 丰富食物有蛋黄、猪肝、深绿色和黄红色蔬菜、水果。

(四) 饮食调配

1. 宜用食物　富含钙的食物,如乳及乳制品、鱼类、小虾皮、海带、豆类及制品、蛋类等;富含维生素 D 的食物,如动物肝脏、蛋黄等;富含维生素 A 的食物,如动物肝脏、乳类、蛋类、鱼类、深色蔬菜水果;富含维生素 C 的食物,如新鲜的蔬菜和水果。

2. 忌(少)用食物　含草酸高的蔬菜,如菠菜、冬笋、茭白、洋葱等,应焯水后烹调。含磷高的食物有内脏、高磷酸盐添加剂的食品。

三、骨质疏松症患者食谱举例

早餐	高钙牛乳(鲜牛乳 250g、白糖 10g),芝麻酱花卷(芝麻酱 15g、面粉 50g),煮鸡蛋 1 个(鸡蛋 50g)
午餐	米饭或馒头(大米或面粉 100g),虾皮烧豆腐(虾皮 20g、豆腐 100g),炒油菜(油菜 250g)
晚餐	小米粥(小米 50g),馒头(面粉 75g),肉丝白菜(肉丝 50g、黑木耳 5g、白菜 100g),菜花胡萝卜(菜花 100g、胡萝卜 50g)
加餐	牛乳(鲜牛乳 250g、白糖 10g)
营养分析	热能 2 100kcal(8.8MJ),蛋白质 100g(20%),脂肪 50g(20%),碳水化合物 300g(60%);全日用油 9g,食盐 5g

 知识链接

骨质疏松症患者实践指南

骨组织是一个代谢非常旺盛的动态变化的组织。在骨吸收和形成过程中,钙和维生素 D 非常重要。钙是构成骨骼的主要成分,但骨质疏松症的发生并不都是因为单纯缺钙,主要是由于骨代谢失衡,即骨质流失速度超过骨质形成速度。专家强调,骨质疏松症防治以补充钙剂和维生素 D 为基础,再与抗骨质疏松症药物相结合,才能有效地防治骨质疏松症。

国内外多项骨质疏松症临床指南指出,吸烟是骨质疏松症的主要临床危险因素和骨折风险因素。因烟草中的尼古丁会降低肠道钙吸收,烟碱可抑制成骨细胞,刺激破骨细胞的活性,香烟中的金属镉亦会降低女性性激素水平,导致绝经提前,加快骨量丢失,引发骨质疏松症。

饮酒会抑制骨细胞的正常代谢,使骨形成减少;乙醇可与体内其他无机物或某些有机物发生化学反应,影响钙吸收,加快骨骼钙流失。过量或长期饮酒,还可引起男女性腺功能减退,性激素分泌减少,加快骨丢失,减少骨形成;还会使机体神经、肌肉协调性减弱,容易增加跌倒的风险。

本章小结

　　本章主要介绍了肥胖症、高血压、高脂血症、冠心病、糖尿病、痛风、骨质疏松症的营养治疗原则,这些疾病的发生及发展过程均与膳食因素密切相关,包括不合理的膳食结构如高糖、高脂、高盐等。干预措施包括:平衡膳食,维持理想体重;选择低盐、低脂、低胆固醇饮食;食物要粗细搭配,多摄入丰富的维生素和膳食纤维;清淡少盐,控糖限酒;痛风患者应格外注意低嘌呤食物的选择,建议多饮水。采用综合饮食干预可达到延缓病情发展、控制疾病恶化、减少并发症、提高患者生存质量的目的。

（焦凌梅）

 思考与练习

1. 简述肥胖症患者的营养治疗原则。
2. 简述糖尿病患者的营养治疗原则。
3. 简述痛风患者的营养治疗原则。
4. 简述高血压患者的营养指导原则。
5. 简述恶性肿瘤患者的营养治疗原则。

实　训　指　导

实训 1　体格测量及营养状况评价

【实训目的】

学会成年人体格测量方法,能够评价被测个体或群体的营养状况,指导居民合理膳食。

【实训准备】

1. 用物准备　身高测量计、数字显示电子秤、软尺、皮脂计、记录本和笔、计算器。

2. 环境准备　干净、整洁、安静。

【实训学时】

2学时。

【实训内容与方法】

（一）体格测量

1. 身高　测量前仔细检查身高测量计的立柱与踏板是否呈直角,放置是否平稳,固定是否牢靠,滑板位置是否正确。用 2m 的刻度钢尺（精确到毫米）检查量具刻度是否准确,误差控制在 0.5cm 之内。误差超过 0.5cm 的不能使用。

被测量者脱去鞋袜、帽子,立于踏板上,两眼平视前方,收腹挺胸,两臂自然下垂,手指自然弯曲,两足跟并拢,脚尖向外张开约 60°。脚跟、臀部与两肩胛角同时接触立柱,使脊柱的投影正好重叠在测高的标尺上。

测量者站在被测量者右侧,手扶滑板轻轻向下滑动,直至滑板底部与头顶接触,再检查被测量者姿势是否正确,记录滑板底面立柱上对应的刻度值。读数以厘米（cm）为单位,精确至小数点后一位。

注意事项:计数时两眼与滑板下方立柱的刻度尺水平。水平压板与头部接触时,松紧要适度。读数完毕,立即将水平压板轻轻推向安全高度,以防碰伤。为减少随机测量误差,需重复测量 3 次,取平均值。

2. 体重　测量前仔细检查仪器是否符合标准,将其平稳放置在地面,调整零点,确认准确无误后方可使用。

被测量者在测量前 1h 内禁食,排空大小便。测量时,被测量者赤足,着单衣,平稳地站在秤盘中央。读数以千克（kg）为单位,精确至小数点后一位。

注意事项:测量时不宜穿得太多。身体立于秤盘中央,避免晃动。重复测量 3 次,取平均值。

3. 上臂围　被测量者手臂自然下垂,先用软尺确定上臂中点位置,即肩峰至尺骨鹰嘴连线的中点,然后测出上臂中点的周长。读数以厘米(cm)为单位,精确至小数点后一位。

注意事项:测量时软尺的松紧适中,重复测量3次,取平均值。

4. 腰围 被测量者自然站立,平视前方。测量者先用软尺确定被测量者肋骨下缘最底部与髂前上棘最高点连线的中点,然后经此点将软尺水平围绕腰一周,在被测量者呼气末、吸气未开始时记录读数。读数以厘米(cm)为单位,精确到小数点后一位。

注意事项:被测量者保持自然呼吸,勿用力挺胸或收腹。重复测量3次,取平均值,测量误差不超过1cm。

5. 臀围 被测量者自然站立,臀部放松,两眼平视前方。测量者将软尺置于被测量者臀部向后最突出部位,水平围绕臀部一周,记录读数。读数以厘米(cm)为单位,精确到小数点后一位。

注意事项:软尺围绕臀部的水平面与身体垂直。被测量者保持自然呼吸,两臀放松。重复测量3次,取平均值,测量误差不超过1cm。

6. 皮褶厚度 皮褶厚度是指皮下脂肪的厚度。测量前对皮脂计进行校正,将圆盘内指针调整至圆盘刻度表上的零位,将两个接点间的压力调节至国际规定的10g/mm²范围。

测量时,被测量者裸露被测部位皮肤。测量者右手握皮脂计使半弓形测试臂张开,左手拇指和示指将被测量者所测部位皮肤连同皮下组织捏紧提起,然后将张开的皮脂计在距离手指捏起部位1cm处钳入,右手放开皮脂计把柄,读出指针数值。读数以毫米(mm)为单位,精确至小数点后一位。每个部位测量3次,取平均值。常用的测量部位如下:

(1)肱三头肌:上臂背侧中点(肩峰至尺骨鹰嘴连线的中点)上方约2cm处。被测量者上臂自然下垂,测量者立于被测量者后方,以左手拇指和示指将被测部位皮肤连同皮下组织轻轻捏起,在距拇指约1cm处进行测量。测量时皮脂计与上臂垂直。

(2)肩胛下角:肩胛角下方约2cm处。被测量者上肢自然下垂,肩、腕不要用力。测量方法同上。皮脂计与水平面成45°测量。

(3)脐旁:脐左侧1cm处。被测量者取立位,测量者用左手拇指和示指将被测量者距离脐左侧1cm处的皮肤连同皮下组织沿正中线平行方向捏起,在距拇指约1cm处进行测量。

常用测量部位及测量方式见实训图1-1。

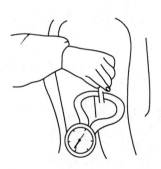 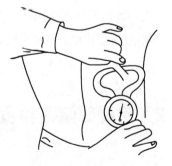 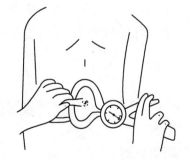

肱三头肌皮褶厚度测量　　　肩胛下角皮褶厚度测量　　　脐部皮褶厚度测量

实训图1-1　常用部位皮褶厚度的测量

用皮脂计测得的数值是被测部位双倍皮肤与皮下组织厚度之和,应将所测数据的平均值除以2,为该处的皮褶厚度。

注意事项：测量时不要用力加压。皮脂计与被测部位垂直。手指捏紧皮肤时，要防止将所测部位肌肉也一并提起，此时可令被测量者主动收缩该部位肌肉使其滑脱。

（二）营养状况评价

1. 记录测量结果，并计算：①标准体重与体质指数；②上臂围；③腰臀比；④皮褶厚度。

2. 进行营养状况评价，并提出合理膳食建议。

（1）标准体重：标准体重（kg）= 身高（cm）-105，用于衡量实际测量的体重是否在适宜范围。实际体重在标准体重±10%内为正常范围，±（10%~20%）为超重或瘦弱，±20%以上为肥胖或极瘦。

（2）体质指数（BMI）：BMI= 体重（kg）/［身高（m）］²，是评价成年人营养状况及肥胖度最常用的指标（实训表1-1）。

实训表1-1　成人体质指数（BMI）划分标准

分类	中国	世界卫生组织
消瘦	<18.5	<18.5
正常	18.5~	18.5~
超重	24~	25~
肥胖	28~	30~

（3）上臂围：我国男性平均为27.5cm，女性为25.8cm。测量值为正常值的90%~110%为正常，超过110%为肥胖，低于80%为营养不良，低于60%为重度营养不良。

（4）腰臀比：反映人体脂肪分布特点和肥胖程度。WHO规定男性≥0.9、女性≥0.8为腹部性肥胖的标准。

（5）皮褶厚度：临床上常以肱三头肌皮褶厚度与肩胛下角皮褶厚度之和来判断营养状况，正常值范围为男性10~40mm、女性20~50mm。男性>40mm、女性>50mm为肥胖，男性<10mm、女性<20mm为消瘦。

【实训评价】

1. 教师全面观察学生的动手能力和知识运用能力。

2. 教师指导学生根据测量结果进行正确的营养状况评价和分析，提出合理的膳食建议。

3. 教师帮助学生查找实训过程中产生误差的原因及控制措施。

（蒋连芬）

实训2　参观医院营养食堂

【实训目的】

通过到医院营养食堂实地参观学习，使学生对医院营养食堂有一个比较全面、客观的认知。主要任务是了解医院营养食堂的工作场所、仪器设备、人员配备及资质要求，进一步掌握临床营养的基本知识和基本技能，为进一步学习好临床营养课程打好基础。

【实训准备】

1. 理论准备　复习相关知识。

2. 用物准备　学生花名册、学生自带笔记本和笔。

3. 交通工具准备　根据具体情况可选择公共交通、包车或者步行前往。

【实训学时】

2学时。

【实训内容与方法】

1. 就近选择学校所在地的一所三甲医院的营养食堂。

2. 任课教师事先开具学校介绍信,提前到医院与医院食堂负责人进行对接。商定去医院营养食堂参观的时间、人数及内容等具体事宜。

3. 参观当日,由任课教师带队统一前往医院营养食堂,出发前明确以下要求:

（1）统一着装,佩戴好医用外科口罩。

（2）严格遵守医院的相关规章制度,注意安全。

（3）参观过程中认真做好笔记。如有疑问,要及时举手提问。

（4）注意言行举止,文明参观,不要大声喧哗。

（5）参观结束后,每人完成一份实训报告。

4. 到达医院营养食堂后,首先集中听取食堂负责人介绍医院营养食堂的基本情况,包括食堂的配置、工作规程及管理规章制度等;然后将学生分组,由医院营养食堂工作人员带领各组学生实地参观营养食堂,重点观摩治疗膳食的配制过程。

5. 学生查阅医院提供的住院患者的营养病历,了解营养与膳食在医院临床上的实际应用。

6. 最后由学生提出问题,请医院营养食堂工作人员解答。通过教与学的互动,使理论与实际相结合,促进学生更好地理解、巩固相关理论知识,并初步掌握有关技能。

7. 随机抽查几名学生,让其讲述参加本次活动的收获和体会、存在的问题与不足。

8. 带队教师进行全面总结。肯定参观活动的成绩,找出存在的问题与不足,并提出要求。

9. 带队教师带领学生安全返校,结束本次参观学习活动。

10. 学生每人写一篇到医院营养食堂参观学习的心得体会,或根据医院提供的病例完成一份营养方案。

【实训评价】

1. 学习态度评价。

2. 实训报告评价。

（张继战）

附　表

附表 1　中国居民膳食营养素参考摄入量 DRIs

附表 1-1　中国居民膳食能量需要量（EER）

人群	男性 PAL						女性 PAL					
	轻（Ⅰ）		中（Ⅱ）		重（Ⅲ）		轻（Ⅰ）		中（Ⅱ）		重（Ⅲ）	
	MJ/d	Kcal/d	MJ/d	kcal/d	MJ/d	kcal/d	MJ/d	kcal/d	MJ/d	kcal/d	MJ/d	kcal/d
0～	—	—	0.38[a]	90[b]	—	—	—	—	0.38[a]	90[b]	—	—
0.5～	—	—	0.33[a]	80[b]	—	—	—	—	0.33[a]	80[b]	—	—
1～	—	—	3.77	900	—	—	—	—	3.35	800	—	—
2～	—	—	4.60	1 100	—	—	—	—	4.18	1 000	—	—
3～	—	—	5.23	1 250	—	—	—	—	5.02	1 200	—	—
4～	—	—	5.44	1 300	—	—	—	—	5.23	1 250	—	—
5～	—	—	5.86	1 400	—	—	—	—	5.44	1 300	—	—
6～	5.86	1 400	6.69	1 600	7.53	1 800	5.23	1 250	6.07	1 450	6.90	1 650
7～	6.28	1 500	7.11	1 700	7.95	1 900	5.65	1 350	6.49	1 550	7.32	1 750
8～	6.90	1 650	7.74	1 850	8.79	2 100	6.07	1 450	7.11	1 700	7.95	1 900
9～	7.32	1 750	8.37	2 000	9.41	2 250	6.49	1 550	7.53	1 800	8.37	2 000
10～	7.53	1 800	8.58	2 050	9.62	2 300	6.90	1 650	7.95	1 900	9.00	2 150
11～	8.58	2 050	9.83	2 350	10.88	2 600	7.53	1 800	8.58	2 050	9.62	2 300
14～	10.46	2 500	11.92	2 850	13.39	3 200	8.37	2 000	9.62	2 300	10.67	2 550
18～	9.41	2 250	10.88	2 600	12.55	3 000	7.53	1 800	8.79	2 100	10.04	2 400
50～	8.79	2 100	10.25	2 450	11.72	2 800	7.32	1 750	8.58	2 050	9.83	2 350
65～	8.58	2 050	9.83	2 350	—	—	7.11	1 700	8.16	1 950	—	—
80～	7.95	1 900	9.20	2 200	—	—	6.28	1 500	7.32	1 750	—	—
孕妇（1～12 周）	—	—	—	—	—	—	7.53	1 800	8.79	2 100	10.04	2 400
孕妇（13～27 周）	—	—	—	—	—	—	8.79	2 100	10.04	2 400	11.29	2 700
孕妇（≥28 周）	—	—	—	—	—	—	9.41	2 250	10.67	2 550	11.92	2 850
乳母	—	—	—	—	—	—	9.62	2 300	10.88	2 600	12.13	2 900

注：PAL 为体力活动水平；"—"表示为制定参考值；a 单位为：兆焦每天每千克体重［MJ/(kg·d)］；b 单位为：千卡每天每千克体重［kcal/(kg·d)］。

附表 1-2 中国居民每日膳食蛋白质、脂肪和碳水化合物参考摄入量

人群	蛋白质/g		脂肪/%E（AMDR）	碳水化合物/%E（AMDR）
	男性（RNI）	女性（RNI）		
0 ~	9[a]	9[a]	48[a]	60g[a]
0.5 ~	20	20	40[a]	85g[a]
1 ~	25	25	35[a]	50 ~ 65
2 ~	25	25	35[a]	50 ~ 65
3 ~	30	30	35[a]	50 ~ 65
4 ~	30	30	20 ~ 30	50 ~ 65
5 ~	30	30	20 ~ 30	50 ~ 65
6 ~	35	35	20 ~ 30	50 ~ 65
7 ~	40	40	20 ~ 30	50 ~ 65
8 ~	40	40	20 ~ 30	50 ~ 65
9 ~	45	45	20 ~ 30	50 ~ 65
10 ~	50	50	20 ~ 30	50 ~ 65
11 ~	60	55	20 ~ 30	50 ~ 65
14 ~	75	60	20 ~ 30	50 ~ 65
18 ~	65	55	20 ~ 30	50 ~ 65
孕妇（1 ~ 12 周）	—	55	20 ~ 30	50 ~ 65
孕妇（13 ~ 27 周）	—	70	20 ~ 30	50 ~ 65
孕妇（≥28 周）	—	85	20 ~ 30	50 ~ 65
乳母	—	80	20 ~ 30	50 · 65

注：AMDR 为宏量营养素可接受范围；"—"表示为制定参考值；a 为 AI 值。

附表1-3　中国居民膳食常量元素参考摄入量（mg/d）

人群	钙			磷			镁		钾	钠	氯
	EAR	RNI	UL	EAR	RNI	UL	EAR	RNI	AI	AI	AI
0 ~	—	200[a]	1 000	—	100[a]	—	—	20[a]	350	170	260
0.5 ~	—	250[a]	1 500	—	180[a]	—	—	65[a]	550	350	550
1 ~	500	600	1 500	250	300	—	110	140	900	700	1 100
4 ~	650	800	2 000	290	350	—	130	160	1 200	900	1 400
7 ~	800	1 000	2 000	400	470	—	180	220	1 500	1 200	1 900
11 ~	1 000	1 200	2 000	540	640	—	250	300	1 900	1 400	2 200
14 ~	800	1 000	2 000	590	710	—	270	320	2 200	1 600	2 500
18 ~	650	800	2 000	600	720	3 500	280	330	2 000	1 500	2 300
50 ~	800	1 000	2 000	600	720	3 500	280	330	2 000	1 400	2 200
65 ~	800	1 000	2 000	590	700	3 000	270	320	2 000	1 400	2 200
80 ~	800	1 000	2 000	560	670	3 000	260	310	2 000	1 300	2 000
孕妇（1~12周）	650	800	2 000	600	720	3 500	310	370	2 000	1 500	2 300
孕妇（13~27周）	810	1 000	2 000	600	720	3 500	310	370	2 000	1 500	2 300
孕妇（≥28周）	810	1 000	2 000	600	720	3 500	310	370	2 000	1 500	2 300
乳母	810	1 000	2 000	600	720	3 500	280	330	2 400	1 500	2 300

注："—"表示为制定参考值；a为AI值。

附表1-4　中国居民膳食微量元素参考摄入量

人群	铁/(mg·d⁻¹)			碘/(μg·d⁻¹)			锌/(mg·d⁻¹)			硒/(μg·d⁻¹)			铜/(mg·d⁻¹)			钼/(μg·d⁻¹)			铬/(μg·d⁻¹)
	EAR	RNI	UL	EAR	RNI	UL	EAR	RNI	UL	EAR	RNI	UL	EAR	RNI	UL	EAR	RNI	UL	AI
0～	—	0.3ᵃ	—	—	85ᵃ	—	—	2ᵃ	—	—	15ᵃ	55	—	0.3ᵃ	—	—	2ᵃ	—	0.2
0.5～	7	10	—	—	115ᵃ	—	2.8	3.5	—	—	20ᵃ	80	—	0.3ᵃ	—	—	15ᵃ	—	4.0
1～	6	9	25	65	90	—	3.2	4.0	8	20	25	100	0.25	0.3	2.0	35	40	200	15
4～	7	10	30	65	90	200	4.6	5.5	12	25	30	150	0.30	0.4	3.0	40	50	300	20
7～	10	13	35	65	90	300	5.9	7.0	19	35	40	200	0.40	0.5	4.0	55	65	450	25
11～（男）	11	15	40	75	110	400	8.2	10.0	28	45	55	300	0.55	0.7	6.0	75	90	650	30
11～（女）	14	18	40	75	110	400	7.6	9.0	28	45	55	300	0.55	0.7	6.0	75	90	650	30
14～（男）	12	16	40	85	120	500	9.7	12.0	35	50	60	350	0.60	0.8	7.0	85	100	800	35
14～（女）	14	18	40	85	120	500	6.9	8.5	35	50	60	350	0.60	0.8	7.0	85	100	800	35
18～（男）	9	12	42	85	120	600	10.4	12.5	40	50	60	400	0.60	0.8	8.0	85	100	900	30
18～（女）	15	20	42	85	120	600	6.1	7.5	40	50	60	400	0.60	0.8	8.0	85	100	900	30
50～（男）	9	12	42	85	120	600	10.4	12.5	40	50	60	400	0.60	0.8	8.0	85	100	900	30
50～（女）	9	12	42	85	120	600	6.1	7.5	40	50	60	400	0.60	0.8	8.0	85	100	900	30
孕妇（1～12周）	15	20	42	160	230	600	7.8	9.5	40	54	65	400	0.7	0.9	8.0	92	110	900	31
孕妇（13～27周）	19	24	42	160	230	600	7.8	9.5	40	54	65	400	0.7	0.9	8.0	92	110	900	34
孕妇（≥28周）	22	29	42	160	230	600	7.8	9.5	40	54	65	400	0.7	0.9	8.0	92	110	900	36
乳母	18	24	42	170	240	600	9.9	12	40	65	78	400	1.1	1.4	8.0	88	103	900	37

注："—"表示未制定参考值；a 为 AI 值。

附表 1-5 中国居民膳食脂溶性维生素参考摄入量

人群	维生素 A/(μgRAE·d⁻¹)					维生素 D/(μg·d⁻¹)			维生素 E/(Mgα-TE·d⁻¹)		维生素 K/(μg·d⁻¹)
	EAR		RNI		UL	EAR	RNI	UL	AI	UL	AI
	男	女	男	女							
0~	—	—	300ᵃ	300ᵃ	600	—	10ᵃ	20	3	—	2
0.5~	—	—	350ᵃ	350ᵃ	600	—	10ᵃ	20	4	—	10
1~	220	220	310	310	700	8	10	20	6	150	30
4~	260	260	360	360	900	8	10	30	7	200	40
7~	360	360	500	500	1 500	8	10	45	9	350	50
11~	480	450	670	630	2 100	8	10	50	13	500	70
14~	590	450	820	630	2 700	8	10	50	14	600	75
18~	560	480	800	700	3 000	8	10	50	14	700	80
50~	560	480	800	700	3 000	8	10	50	14	700	80
65~	560	480	800	700	3 000	8	15	50	14	700	80
80~	560	480	800	700	3 000	8	15	50	14	700	80
孕妇（1~12周）		480		700	3 000	8	10	50	14	700	80
孕妇（13~27周）		530		770	3 000	8	10	50	14	700	80
孕妇（≥28周）		530		770	3 000	8	10	50	14	700	80
乳母		880		1 300	3 000	8	10	50	17	700	85

注："—"表示为制定参考值；a 为 AI 值。

124

附表 1-6 中国居民膳食水溶性维生素参考摄入量

人群	维生素 B₁					维生素 B₂					维生素 B₆			UL/(mg·d⁻¹)
	EAR/(mg·d⁻¹) 男	EAR/(mg·d⁻¹) 女	AI/(mg·d⁻¹)	RNI/(mg·d⁻¹) 男	RNI/(mg·d⁻¹) 女	EAR/(mg·d⁻¹) 男	EAR/(mg·d⁻¹) 女	AI/(mg·d⁻¹)	RNI/(mg·d⁻¹) 男	RNI/(mg·d⁻¹) 女	EAR/(mg·d⁻¹)	AI/(mg·d⁻¹)	RNI/(mg·d⁻¹)	
0~	—	—	0.1	—	—	—	—	0.4	—	—	—	0.2	—	—
0.5~	—	—	0.3	—	—	—	—	0.5	—	—	—	0.4	—	—
1~	0.5	0.5	—	0.6	0.6	0.5	0.5	—	0.6	0.6	0.5	—	0.6	20
4~	0.6	0.6	—	0.8	0.8	0.6	0.6	—	0.7	0.7	0.6	—	0.7	25
7~	0.8	0.8	—	1.0	1.0	0.8	0.8	—	1.0	1.0	0.8	—	1.0	35
11~	1.1	1.0	—	1.3	1.1	1.1	0.9	—	1.3	1.1	1.1	—	1.3	45
14~	1.3	1.1	—	1.6	1.3	1.3	1.0	—	1.5	1.2	1.2	—	1.4	55
18~	1.2	1.0	—	1.4	1.2	1.2	1.0	—	1.4	1.2	1.2	—	1.4	60
50~	1.2	1.0	—	1.4	1.2	1.2	1.0	—	1.4	1.2	1.3	—	1.6	60
65~	1.2	1.0	—	1.4	1.2	1.2	1.0	—	1.4	1.2	1.3	—	1.6	60
80~	1.2	1.0	—	1.4	1.2	1.2	1.0	—	1.4	1.2	1.3	—	1.6	60
孕妇（1~12 周）		1.0	—		1.2		1.0	—		1.2	1.9	—	2.2	60
孕妇（13~27 周）		1.1	—		1.4		1.1	—		1.4	1.9	—	2.2	60
孕妇（≥28 周）		1.2	—		1.5		1.2	—		1.5	1.9	—	2.2	60
乳母		1.2	—		1.5		1.2	—		1.5	1.4	—	1.7	60

（附表 1-6 续 1）

人群	维生素 B₁₂ EAR/(μg·d⁻¹)	维生素 B₁₂ AI/(μg·d⁻¹)	维生素 B₁₂ RNI/(μg·d⁻¹)	泛酸 AI/(mg·d⁻¹)	叶酸 EAR/(μgDFE·d⁻¹)	叶酸 AI/(μgDFE·d⁻¹)	叶酸 RNI/(μgDFE·d⁻¹)	叶酸 UL/(μg·d⁻¹)	烟酸 EAR/(mgNE·d⁻¹) 男	烟酸 EAR/(mgNE·d⁻¹) 女	烟酸 AI/(mgNE·d⁻¹)	烟酸 RNI/(mgNE·d⁻¹) 男	烟酸 RNI/(mgNE·d⁻¹) 女	烟酸 UL/(mgNE·d⁻¹)	烟酰胺 UL/(mg·d⁻¹)
0～	—	0.3	—	1.7	—	65	—	—	—	—	2	—	—	—	—
0.5～	—	0.6	—	1.9	—	100	—	—	—	—	3	—	—	—	—
1～	0.8	—	1.0	2.1	130	—	160	300	5	5	—	6	6	10	100
4～	1.0	—	1.2	2.5	150	—	190	400	7	6	—	8	8	15	130
7～	1.3	—	1.6	3.5	210	—	250	600	9	8	—	11	10	20	180
11～	1.8	—	2.1	4.5	290	—	350	800	11	10	—	14	12	25	240
14～	2.0	—	2.4	5.0	320	—	400	900	14	11	—	16	13	30	280
18～	2.0	—	2.4	5.0	320	—	400	1 000	12	10	—	15	12	35	310
50～	2.0	—	2.4	5.0	320	—	400	1 000	12	10	—	14	12	35	310
65～	2.0	—	2.4	5.0	320	—	400	1 000	11	9	—	14	11	35	300
80～	2.0	—	2.4	5.0	320	—	400	1 000	11	8	—	13	10	30	280
孕妇（1～12 周）	2.4	—	2.9	6.0	520	—	600	1 000		10	—		12	35	310
孕妇（13～27 周）	2.4	—	2.9	6.0	520	—	600	1 000		10	—		12	35	310
孕妇（≥28 周）	2.4	—	2.9	6.0	520	—	600	1 000		10	—		12	35	310
乳母	2.6	—	3.2	7.0	450	—	550	1 000		12	—		15	35	310

（附表 1-6 续 2）

人群	胆碱 AI/(mg·d⁻¹) 男	胆碱 AI/(mg·d⁻¹) 女	胆碱 UL/(mg·d⁻¹)	生物素 AI/(mg·d⁻¹)	维生素 C EAR/(mg·d⁻¹)	维生素 C AI/(mg·d⁻¹)	维生素 C RNI/(mg·d⁻¹)	维生素 C UL/(mg·d⁻¹)
0~	120	120	—	5	—	40	—	—
0.5~	150	150	—	9	—	40	—	—
1~	200	200	1 000	17	35	—	40	400
4~	250	250	1 000	20	40	—	50	600
7~	300	300	1 500	25	55	—	65	1 000
11~	400	400	2 000	35	75	—	90	1 400
14~	500	400	2 500	40	85	—	100	1 800
18~	500	400	3 000	40	85	—	100	2 000
50~	500	400	3 000	40	85	—	100	2 000
65~	500	400	3 000	40	85	—	100	2 000
80~	500	400	3 000	40	85	—	100	2 000
孕妇（1~12 周）		420	3 000	40	85	—	100	2 000
孕妇（13~27 周）		420	3 000	40	95	—	115	2 000
孕妇（≥28 周）		420	3 000	40	95	—	115	2 000
乳母		520	3 000	50	125	—	150	2 000

注：1. 有些维生素未制定 UL，主要原因是研究资料不充分，并不表示过量摄入没有健康风险。

2. "—"表示未制定参考值。

附表2 常用食物成分表（100g 食部含量）

食物名称	可食部分/%	水分/g	能量 kcal	能量 kJ	蛋白质/g	脂肪/g	糖类/g	膳食纤维/g	胆固醇/mg	维生素A/µg	胡萝卜素/µg	维生素B₁/mg	维生素B₂/mg	烟酸/mg	维生素C/mg	维生素E/mg	钙/mg	磷/mg	钾/mg	钠/mg	镁/mg	铁/mg	锌/mg	碘/µg
小麦粉（标准粉）	100	9.9	362	1 531	15.7	2.5	70.9	—	0	0	0	0.46	0.05	1.91	0	0.32	31	167	190	3.1	50	0.6	0.2	7.42
小麦粉（富强粉）	100	10.8	362	1 534	12.3	1.5	74.9	—	0	0	0	0.11	0.03	0.94	0	0.32	27	114	128	2.7	32	0.7	0.39	6.79
小麦粉（特二粉）	100	12	352	1 472	10.4	1.1	75.9	1.6	0	0	0	0.15	0.11	2	0	1.25	30	120	124	1.5	48	3	0.96	6.01
挂面（标准粉）	100	12.4	348	1 454	10.1	0.7	76	1.6	0	0	0	0.19	0.04	2.5	0	1.11	14	153	157	150	51	3.5	1.22	9.9
挂面（富强粉）	100	10.2	363	1 539	13	1.5	74.7	0.8	0	0	0	0.13	0.04	1.26	0	Tr	21	112	122	110.6	48	1	0.08	3.46
挂面（精制龙须面）	100	11.9	348	1 455	11.2	0.5	74.7	0.2	0	0	0	0.18	0.03	2.5	0	0	26	137	109	292.8	48	2.3	0.87	14.28
面条（标准粉，切面）	100	29.7	283	1 186	8.5	1.6	59.5	1.5	0	0	0	0.35	0.1	3.1	0	0.47	13	142	161	3.4	61	2.6	1.07	0.4
面条（富强粉，切面）	100	29	277	1 176	8.9	0.4	60.7	—	0	0	0	0.07	0.02	1.1	0	Tr	24	92	102	11.5	29	0.4	0.12	2.34
面条（富强粉，煮）	100	72.7	107	453	3.9	0.4	22.8	—	0	0	0	0.02	0.01	0.56	0	Tr	4	24	15	26.9	10	0.2	0.1	1.16
面条（干切面）	100	10.5	355	1 485	11	0.1	77.7	0.2	0	0	0	0.28	0.05	2.7	0	—	8	142	100	60.9	42	9.6	1.5	7.78
面条（虾茸面）	100	6.1	436	1 824	8.5	15.1	68.3	3.6	0	—	—	—	0.01	2.8	0	1.22	17	92	101	304.2	24	2	Tr	9.39
通心面［通心粉］	100	11.8	351	1 468	11.9	0.1	75.8	0.4	0	0	0	0.12	0.03	1	0	—	14	97	209	35	58	2.6	1.55	5.8
花卷（加牛奶）	100	30.8	282	1 192	6.5	3.2	58.9	—	0	0	0	0.03	0.03	0.61	0	0.85	9	71	211	97	14	0.7	0.36	1.94
空锅饼	100	29.4	278	1 165	8.6	0.2	60.9	0.7	0	—	—	0.14	Tr	0	0	0.08	2	133	138	243.2	30	5.8	1.73	24.19
烙饼（标准粉）	100	36.4	258	1 082	7.5	2.3	52.9	1.9	0	—	—	0.02	0.04	—	0	1.03	20	146	141	149.3	51	2.4	0.94	7.5
馒头（标准粉）	100	40.5	236	989	7.8	1	49.8	1.5	0	—	—	0.05	0.07	—	0	0.86	18	136	129	165.2	39	1.9	1.01	9.7

食物名称	可食部分/%	水分/g	能量/kcal	能量/kJ	蛋白质/g	脂肪/g	糖类/g	膳食纤维/g	胆固醇/mg	维生素A/µg	胡萝卜素/µg	维生素B₁/mg	维生素B₂/mg	烟酸/mg	维生素C/mg	维生素E/mg	钙/mg	磷/mg	钾/mg	钠/mg	镁/mg	铁/mg	锌/mg	硒/µg
馒头（富强粉）	100	40.3	235	994	7.1	1.3	50.9	—	0	0	0	0.12	0.02	0.79	0	Tr	58	43	146	165	20	0.4	0.21	2.66
油饼	100	24.8	403	1687	7.9	22.9	42.4	2	—	—	—	0.11	0.05	0.7	0	13.72	46	124	106	572.5	13	2.3	0.97	10.6
油条	100	21.8	388	1624	6.9	17.6	51	0.9	—	—	—	0.01	0.07	0.7	0	3.19	6	77	227	585.2	19	1	0.75	8.6
水面筋	100	63.5	142	595	23.5	0.1	12.3	0.9	—	0	—	0.1	0.07	1.1	0	0.65	76	133	69	15	26	4.2	1.76	1
油面筋	100	7.1	492	2061	26.9	25.1	40.4	1.3	0	0	0	0.03	0.05	2.2	0	7.18	29	98	45	29.5	40	2.5	2.29	22.8
粳米（标一）	100	13.7	345	1442	7.7	0.6	77.4	0.6	0	0	0	0.16	0.08	1.3	0	1.01	11	121	97	2.4	34	1.1	1.45	2.5
黑米	100	14.3	341	1427	9.4	2.5	72.2	3.9	—	—	—	0.33	0.13	7.9	0	0.22	12	356	256	7.1	147	1.6	3.8	3.2
香大米	100	12.9	347	1453	12.7	0.9	72.4	0.6	0	0	0	—	0.08	2.6	0	0.7	8	106	49	21.5	12	5.1	0.69	4.6
优糯米	100	14.2	345	1443	9	1	75.3	0.6	0	0	0	0.1	0.03	1.9	0	0.93	8	48	136	1.2	50	0.8	1.2	2.8
米饭（蒸）	100	70.9	116	485	2.6	0.3	25.9	0.3	0	0	0	0.02	0.03	1.9	0	—	7	62	30	2.5	15	1.3	0.92	0.4
玉米（鲜）	46	71.3	112	469	4	1.2	22.8	2.9	—	—	—	0.16	0.11	1.8	16	0.46	—	117	238	1.1	32	1.1	0.9	1.63
玉米（白，干）	100	11.7	352	1474	8.8	3.8	74.7	8	0	—	—	0.27	0.07	2.3	0	8.23	10	244	262	2.5	95	2.2	1.85	4.14
玉米（黄，干）	100	13.2	348	1457	8.7	3.8	73	6.4	0	8	100	0.21	0.13	2.5	0	3.89	14	218	300	3.3	96	2.4	1.7	3.52
玉米面（白）	100	13.4	352	1474	8	4.5	73.1	6.2	0	—	—	0.34	0.06	3	0	6.89	12	187	276	0.5	111	1.3	1.22	1.58
玉米面（黄）	100	11.2	350	1483	8.5	1.5	78.4	—	0	3	40	0.07	0.04	0.8	0	0.98	22	196	249	2.3	84	0.4	0.08	2.68
青稞	100	12.4	342	1432	8.1	1.5	75	1.8	0	0	0	0.34	0.11	6.7	0	0.96	113	405	644	77	65	40.7	2.38	4.6
小米	100	11.6	361	1511	9	3.1	75.1	1.6	0	8	100	0.33	0.1	1.5	0	3.63	41	229	284	4.3	107	5.1	1.87	4.74
小米面	100	11.8	357	1494	7.2	2.1	77.7	0.7	0	—	—	0.13	0.08	2.5	0	—	40	159	129	6.2	57	6.1	1.18	2.82

（续表）

食物名称	可食部分/%	水分/g	能量/kcal	能量/kJ	蛋白质/g	脂肪/g	糖类/g	膳食纤维/g	胆固醇/mg	维生素A/μg	胡萝卜素/μg	维生素B_1/mg	维生素B_2/mg	烟酸/mg	维生素C/mg	维生素E/mg	钙/mg	磷/mg	钾/mg	钠/mg	镁/mg	铁/mg	锌/mg	硒/μg
小米粥	100	89.3	46	192	1.4	0.7	8.4	—	0	—	—	0.02	0.07	0.9	0	0.26	10	32	19	4.1	22	1	0.41	0.3
黄米	100	11.1	351	1 469	9.7	1.5	76.9	4.4	0	—	—	0.09	0.13	1.3	0	4.61	—	—	—	3.3	—	—	2.07	—
高粱米	100	10.3	360	1 505	10.4	3.1	74.7	4.3	0	0	0	0.29	0.1	1.6	0	1.88	22	329	281	6.3	129	6.3	1.64	2.83
苦荞麦粉	100	19.3	316	1 320	9.7	2.7	66	5.8	0	—	—	0.32	0.21	1.5	0	1.73	39	244	320	2.3	94	4.4	2.02	5.57
荞麦	100	13	337	1 410	9.3	2.3	73	6.5	—	2	20	0.28	0.16	2.2	0	4.4	47	297	401	4.7	258	6.2	3.62	2.45
马铃薯[土豆,洋芋]	94	78.6	81	343	2.6	0.2	17.8	1.1	0	1	6	0.0	0.02	1.1	14	0.34	7	46	347	5.9	24	0.4	0.3	0.47
马铃薯全粉	100	5.6	362	1 536	8.4	0.5	82.7	3.5	0	10	120	0.11	0.25	5.1	25.9	0.28	35	170	980	71	100	0.8	12.5	1.4
甘薯(白心)	86	72.6	106	444	1.4	0.2	25.2	1	0	18	220	0.07	0.04	0.6	24	0.43	24	46	174	58.2	17	0.8	0.22	0.63
甘薯(红心)	90	83.4	61	260	0.7	0.2	15.3	—	—	63	750	0.05	0.01	0.2	4	0.28	18	26	88	70.9	17	0.2	0.16	0.22
甘薯粉[地瓜粉]	100	14.5	336	1 406	2.7	0.2	80.9	0.1	0	2	20	0.03	0.05	0.2	Tr	0	33	12	66	26.4	102	10	0.29	2.62
玉米淀粉	100	13.5	346	1 446	1.2	0.1	85	0.1	0	—	—	0.03	0.04	1.1	—	—	18	25	8	6.3	6	4	0.09	0.7
藕粉	100	6.4	373	1 559	0.2	Tr	93	0.1	0	—	—	Tr	0.01	0.4	0	0	8	9	35	10.8	2	17.9	0.15	2.1
粉丝	100	15	338	1 413	0.8	0.2	83.7	1.1	0	—	—	0.03	0.02	0.4	0	—	31	16	18	9.3	11	6.4	0.27	3.39
粉条	100	14.3	338	1 416	0.5	0.1	84.2	0.6	0	—	—	0.01	Tr	0.1	0	—	35	23	18	9.6	11	5.2	0.83	2.18
黄豆[大豆]	100	10.2	390	1 631	35	16	34.2	15.5	0	18	220	0.41	0.2	2.1	—	18.9	191	465	1 503	2.2	199	8.2	3.34	6.16
黑豆[黑大豆]	100	9.9	401	1 678	36	15.9	33.6	10.2	0	3	30	0.2	0.33	2	—	17.36	224	500	1 377	3	243	7	4.18	6.79
青豆[青大豆]	100	9.5	398	1 667	34.5	16	35.4	12.6	0	66	790	0.41	0.18	3	0	10.09	200	395	718	1.8	128	8.4	3.18	5.62
豆腐(北)	100	78.6	116	482	9.2	8.1	3	—	0	—	—	0.05	0.02	0.11	Tr	8.4	105	112	106	7.3	63	1.5	0.74	2.46

续表

食物名称	可食部分/%	水分/g	能量 kcal	能量 kJ	蛋白质/g	脂肪/g	糖类/g	膳食纤维/g	胆固醇/mg	维生素A/µg	胡萝卜素/µg	维生素B$_1$/mg	维生素B$_2$/mg	烟酸/mg	维生素C/mg	维生素E/mg	钙/mg	磷/mg	钾/mg	钠/mg	镁/mg	铁/mg	锌/mg	碘/µg
豆腐（南）[南豆腐]	100	83.6	84	352	5.7	5.8	3.9	—	0	—	—	0.06	0.02	Tr	Tr	5.72	113	76	154	3.1	36	1.2	0.43	1.23
豆腐（内酯）	100	89.2	50	207	5	1.9	3.3	0.4	0	—	—	0.06	0.03	0.3	—	3.26	17	57	95	6.4	24	0.8	0.55	0.81
豆腐脑[老豆腐]	100	96.7	15	62	1.9	0.8	0	Tr	0	—	—	0.04	0.02	0.4	—	10.46	18	5	107	2.8	28	0.9	0.49	Tr
豆浆	100	93.8	31	128	3.0	1.6	1.2	—	0	—	—	0.02	0.02	0.14	Tr	1.06	5	42	117	3.7	15	0.4	0.28	Tr
豆腐卷	100	61.6	203	849	17.9	11.6	7.2	1	0	15	180	0.02	0.04	0.4	—	27.63	156	288	82	81.1	152	6.1	2.76	2.51
豆腐皮	100	9.4	447	1868	51.6	23	12.5	—	0	23	280	0.22	0.12	0.91	Tr	46.55	239	494	877	7.4	179	11.7	4.08	2.26
腐竹	100	7.9	461	1928	44.6	21.7	22.3	1	0	—	—	0.13	0.07	0.8	Tr	27.84	77	284	553	26.5	71	16.5	3.69	6.65
绿豆	100	12.3	329	1376	21.6	0.8	62	6.4	0	11	130	0.25	0.11	2	—	10.95	81	337	787	3.2	125	6.5	2.18	4.28
绿豆面	100	9.6	341	1427	20.8	0.7	65.8	5.8	0	8	90	0.45	0.12	0.7	—	—	134	304	1 055	3.3	—	8.1	2.68	10.58
红豆沙	100	37.9	244	1035	4.5	0.1	57.1	1.8	0	—	—	0.02	0.02	—	Tr	2.69	19	65	21	26.3	7	111	0.6	0.89
豇豆	100	10.9	336	1407	19.3	1.2	65.6	7.1	0	5	60	0.16	0.08	1.9	—	8.61	40	344	737	6.8	36	7.1	3.04	5.74
豌豆	100	10.4	334	1395	20.3	1.1	65.8	10.4	0	21	250	0.49	0.14	2.4	—	8.47	97	259	823	9.7	118	4.9	2.35	1.69
白萝卜[莱菔]	95	94.6	16	67	0.7	0.1	4	—	0	Tr	Tr	0.02	0.01	0.14	19	Tr	47	16	167	54.3	12	0.2	0.14	0.12
红萝卜	97	93.8	22	91	1	0.1	4.6	0.8	0	Tr	Tr	0.05	0.02	0.1	3	1.2	11	26	110	62.7	16	2.8	0.69	0
青萝卜	95	91	29	121	1.2	0.2	6.9	—	0	7	88	0.01	0.02	0.62	7	Tr	47	31	248	56	15	0.3	0.16	0.1
水萝卜[脆萝卜]	93	92.9	22	94	0.8	Tr	5.5	1.4	0	21	250	0.03	0.05	—	45	—	—	—	—	9.7	—	—	0.49	—
心里美萝卜	88	93.5	23	96	0.8	0.2	4.9	0.8	0	1	10	0.02	0.04	0.4	23	—	68	24	116	85.4	34	0.5	0.17	1.02
胡萝卜	97	90	32	133	1	0.2	8.1	—	0	342	4 107	—	0.02	0.02	9	0.31	27	38	119	120.7	18	0.3	0.22	0.6

食物名称	可食部分/%	水分/g	能量 kcal	能量 kJ	蛋白质/g	脂肪/g	糖类/g	膳食纤维/g	胆固醇/mg	维生素A/μg	胡萝卜素/μg	维生素B₁/mg	维生素B₂/mg	烟酸/mg	维生素C/mg	维生素E/mg	钙/mg	磷/mg	钾/mg	钠/mg	镁/mg	铁/mg	锌/mg	硒/μg
蚕豆(鲜)	31	70.2	111	463	8.8	0.4	19.5	3.1	0	26	310	0.37	0.1	1.5	16	0.83	16	200	391	4	46	3.5	1.37	2.02
豆角	96	90	34	144	2.5	0.2	6.7	2.1	0	17	200	0.05	0.07	0.9	18	2.24	29	55	207	3.4	35	1.5	0.54	2.16
毛豆[青豆]	53	69.6	131	550	13.1	5	10.5	4	0	11	130	0.15	0.07	1.4	27	2.44	135	188	478	3.9	70	3.5	1.73	2.48
四季豆[菜豆]	96	91.3	31	131	2	0.2	6	—	0	8	96	0.02	0.05	0.26	Tr	Tr	43	47	196	4.4	27	0.6	0.33	0.04
油豆角[多花菜豆]	99	92.2	25	103	2.4	0.3	3.9	1.6	0	13	160	0.07	0.08	1.4	11	2.39	69	56	240	3.3	35	1.9	0.38	1.1
黄豆芽	100	88.8	47	198	4.5	1.6	4.5	1.5	0	3	30	0.04	0.07	0.6	8	0.8	21	74	160	7.2	21	0.9	0.54	0.96
绿豆芽	100	95.3	16	65	1.7	0.1	2.6	1.2	0	1	11	0.02	0.02	0.35	4	Tr	14	19	32	25.8	18	0.3	0.2	0.27
茄子(紫皮,长)	95	93.4	18	77	1.1	0.1	4.8	3	0	—	—	0.03	0.03	—	—	Tr	50	21	147	5	11	0.5	0.2	0.09
番茄[西红柿]	97	95.2	15	62	0.9	0.2	3.3	—	0	31	375	0.02	0.01	0.49	14	0.42	4	24	179	9.7	12	0.2	0.12	Tr
辣椒(青,尖)	91	93.4	22	91	0.8	0.3	5.2	—	0	8	98	0.02	0.02	0.62	59	0.38	11	20	154	7	15	0.3	0.21	0.02
甜椒[灯笼椒]	82	94.6	18	77	1	0.2	3.8	—	0	6	76	0.02	0.02	0.39	130	0.41	—	—	—	—	—	—	—	0.38
冬瓜	80	96.9	10	43	0.3	0.2	2.4	—	0	Tr	Tr	Tr	Tr	0.22	16	0.04	12	11	57	2.8	10	0.1	0.1	0.02
佛手瓜[棒瓜]	100	94.3	18	77	1.2	0.1	3.8	1.2	0	2	20	0.01	0.1	0.1	8	—	17	18	76	1	10	0.1	0.08	1.45
黄瓜[胡瓜]	92	95.8	16	65	0.8	0.2	2.9	0.5	0	8	90	0.02	0.03	0.2	9	0.49	24	24	102	4.9	15	0.5	0.18	0.38
苦瓜[凉瓜,癞瓜]	81	93.4	22	91	1	0.1	4.9	1.4	0	8	100	0.03	0.03	0.4	56	0.85	14	35	256	2.5	18	0.7	0.36	0.36
南瓜[倭瓜,番瓜]	85	93.5	22	92	0.7	0.1	5.3	0.8	0	74	890	0.03	0.04	0.4	8	0.36	16	24	145	0.8	8	0.4	0.14	0.46

续表

食物名称	可食部分/%	水分/g	能量/kcal	能量/kJ	蛋白质/g	脂肪/g	糖类/g	膳食纤维/g	胆固醇/mg	维生素A/μg	胡萝卜素/μg	维生素B₁/mg	维生素B₂/mg	烟酸/mg	维生素C/mg	维生素E/mg	钙/mg	磷/mg	钾/mg	钠/mg	镁/mg	铁/mg	锌/mg	硒/μg
丝瓜	83	94.1	20	82	1.3	0.2	4	—	0	13	155	0.02	0.04	0.32	4	0.08	37	33	121	3.7	19	0.3	0.22	0.2
西葫芦	73	94.9	19	79	0.8	0.2	3.8	0.6	0	3	30	0.01	0.03	0.2	6	0.34	15	17	92	5	9	0.3	0.12	0.28
大蒜[蒜头]	85	66.6	128	536	4.5	0.2	27.6	1.1	0	3	30	0.04	0.06	0.6	7	1.07	39	117	302	19.6	21	1.2	0.88	3.09
蒜苗	82	88.9	40	169	2.1	0.4	8	1.8	0	23	280	0.11	0.08	0.5	35	0.81	29	44	226	5.1	18	1.4	0.46	1.24
蒜苔	90	81.8	66	274	2	0.1	15.4	2.5	0	40	480	0.04	0.07	0.2	1	1.04	19	52	161	3.8	28	4.2	1.04	2.17
大葱	82	91.8	28	115	1.6	0.3	5.8	2.2	0	5	64	0.06	0.03	0.5	3	Tr	63	25	110	8.9	16	0.6	0.29	0.21
小葱	73	92.7	27	112	1.6	0.4	4.9	1.4	0	70	840	0.05	0.06	0.4	21	0.49	72	26	143	10.4	18	1.3	0.35	1.06
洋葱[葱头]	90	89.2	40	169	1.1	0.2	9	0.9	0	2	20	0.03	0.03	0.3	8	0.14	24	39	147	4.4	15	0.6	0.23	0.92
韭菜	90	92	25	102	2.4	0.4	4.5	—	0	133	1596	0.04	0.05	0.86	2	0.57	44	45	241	5.8	24	0.7	0.25	1.33
大白菜[黄芽白]	85	95.6	14	61	1	0.1	2.9	—	0	1	10	0.02	0.01	0.32	8	0.06	29	21	109	39.9	12	0.3	0.15	0.04
酸白菜[酸菜]	100	94.9	10	40	0.7	0.2	2.6	—	0	—	—	0.01	0.01	Tr	—	—	48	38	104	43.1	21	0.3	0.03	0.16
小白菜	94	94.8	14	59	1.4	0.3	2.4	—	0	154	1853	0.01	0.05	—	64	0.4	117	26	116	132.2	30	1.3	0.23	0.39
油菜	96	95.6	14	57	1.3	0.5	—	2	0	90	1083	0.02	0.05	0.55	—	Tr	148	23	175	73.7	25	0.9	0.31	0.73
甘蓝[卷心菜]	86	93.2	24	101	1.5	0.2	4.6	1	0	6	70	0.03	0.03	0.4	40	0.5	49	26	124	27.2	12	0.6	0.25	0.96
菜花[花椰菜]	82	93.2	20	83	1.7	0.2	4.2	2.1	0	1	11	0.04	0.04	0.32	32	Tr	31	32	206	39.2	18	0.4	0.17	2.86
西蓝花[绿菜花]	83	91.6	27	111	3.5	0.6	3.7	—	0	13	151	0.06	0.08	0.73	56	0.76	50	61	179	46.7	22	0.9	0.46	0.43

食物名称	可食部分/%	水分/%	能量 kcal	能量 kJ	蛋白质/g	脂肪/g	糖类/g	膳食纤维/g	胆固醇/mg	维生素A/μg	胡萝卜素/μg	维生素B₁/mg	维生素B₂/mg	烟酸/mg	维生素C/mg	维生素E/mg	钙/mg	磷/mg	钾/mg	钠/mg	镁/mg	铁/mg	锌/mg	碘/μg
菠菜[赤根菜]	89	91.2	28	116	2.6	0.3	4.5	1.7	0	243	2920	0.04	0.11	0.6	32	1.74	66	47	311	85.2	58	2.9	0.85	0.97
芹菜(茎)	100	95.4	13	55	0.4	0.2	3.1	1.0	0	2	18	0.01	0.02	0.22	2	Tr	15	13	128	166.4	16	0.2	0.14	0.07
芹菜叶	100	89.4	35	146	2.6	0.6	5.9	2.2	0	244	2930	0.08	0.15	0.9	22	2.5	40	64	137	83	58	0.6	1.14	2
香菜[芫荽]	81	90.5	33	139	1.8	0.4	6.2	1.2	0	97	1160	0.04	0.14	2.2	48	0.8	101	49	272	48.5	33	2.9	0.45	0.53
茼蒿[蓬蒿菜,艾菜]	82	93	24	98	1.9	0.3	3.9	1.2	0	126	1510	0.04	0.09	0.6	18	0.92	73	36	220	161.3	20	2.5	0.35	0.6
茴香[小茴香]	86	91.2	27	114	2.5	0.4	4.2	1.6	0	201	2410	0.06	0.09	0.8	26	0.94	154	23	149	186.3	46	1.2	0.73	0.77
莴笋[莴苣]	62	95.5	15	62	1	0.1	2.8	0.6	0	13	150	0.02	0.02	0.5	4	0.19	23	48	212	36.5	19	0.9	0.33	0.54
竹笋(鲜)	63	92.8	23	96	2.6	0.2	3.6	1.8	0	—	—	0.08	0.06	0.6	5	0.05	9	64	389	0.4	1	0.5	0.33	0.04
金针菜[黄花菜]	98	40.3	214	897	19.4	1.4	34.9	7.7	0	153	1840	0.05	0.21	3.1	10	4.92	301	216	610	59.2	85	8.1	3.99	4.22
藕[莲藕]	88	86.4	47	200	1.2	0.2	11.5	2.2	0	Tr	Tr	0.04	0.01	0.12	19	0.32	18	45	293	34.3	14	0.3	0.24	0.17
水芹菜	60	96.2	13	54	1.4	0.2	1.8	0.9	0	32	380	0.01	0.19	1	5	0.32	38	32	212	40.9	16	6.9	0.38	0.81
山药[薯蓣,大薯]	83	84.8	57	240	1.9	0.2	12.4	0.8	0	3	20	0.05	0.02	0.3	5	0.24	16	34	213	18.6	20	0.3	0.27	0.55
芋头[芋艿,毛芋]	88	85	56	236	1.3	0.2	12.7	1.0	0	1	14	0.05	0.02	0.28	1.5	Tr	11	50	25	5.5	19	0.3	0.19	0.91
姜[黄姜]	95	87	46	194	1.3	0.6	10.3	2.7	0	14	170	0.02	0.03	0.8	4	—	27	25	295	14.9	44	1.4	0.34	0.56
黄蘑(干)	89	39.3	203	851	16.4	1.5	40.1	18.3	0	6	70	0.15	1	5.80	Tr	1.26	11	194	1953	6.1	91	22.5	5.26	1.09
金针菇[智力菇]	100	90.2	32	133	2.4	0.4	6	2.7	0	3	30	0.15	0.19	4.1	2	1.14	—	97	195	4.3	17	1.4	0.39	0.28

续表

食物名称	可食部分/%	水分/g	能量 kcal	能量 kJ	蛋白质/g	脂肪/g	糖类/g	膳食纤维/g	胆固醇/mg	维生素A/μg	胡萝卜素/μg	维生素B₁/mg	维生素B₂/mg	烟酸/mg	维生素C/mg	维生素E/mg	钙/mg	磷/mg	钾/mg	钠/mg	镁/mg	铁/mg	锌/mg	硒/μg
蘑菇(鲜蘑)	99	92.4	24	100	2.7	0.1	4.1	2.1	0	1	10	0.08	0.35	4	2	0.56	6	94	312	8.3	11	1.2	0.92	0.55
木耳(干)	100	15.5	265	1107	12.1	1.5	65.6	29.9	0	8	100	0.17	0.44	2.5	—	11.34	247	292	757	48.5	152	97.4	3.18	3.72
香菇[香蕈,冬菇]	100	91.7	26	107	2.2	0.3	5.2	3.3	0	—	—	Tr	0.08	2	1	—	2	53	20	1.4	11	0.3	0.66	2.58
海带[江白菜]	100	94.4	13	55	1.2	0.1	2.1	0.5	0	—	—	0.02	0.15	1.3	Tr	1.85	46	22	246	8.6	25	0.9	0.16	9.54
紫菜(干)	100	12.7	250	1050	26.7	1.1	44.1	21.6	0	114	1370	0.27	1.02	7.3	2	1.82	264	350	1796	710.5	105	54.9	2.47	7.22
苹果(均值)	85	86.1	53	227	0.4	0.2	13.7	1.7	0	4	50	0.02	0.02	0.2	3	0.43	4	7	83	1.3	4	0.3	0.04	0.1
梨(均值)	82	85.9	51	211	0.3	0.1	13.1	2.6	0	2	20	0.03	0.03	0.2	5	0.46	7	14	85	1.7	8	0.4	0.1	0.29
沙果	95	81.3	70	292	0.4	0.1	17.8	2	0	Tr	Tr	0.03	—	Tr	3	0.09	5	14	123	2.1	9	1	0.2	0.48
桃(均值)	89	88.9	42	212	0.6	0.1	10.1	1	0	2	20	0.01	0.02	0.3	10	0.71	6	11	127	1.7	8	0.3	0.14	0.47
李子	91	90	38	157	0.7	0.2	8.7	0.9	0	25	150	0.03	0.02	0.4	5	0.74	8	11	144	3.8	10	0.6	0.14	0.23
杏	91	89.4	38	160	0.9	0.1	9.1	1.3	0	38	450	0.02	0.03	0.6	4	0.95	14	15	226	2.3	11	0.6	0.2	0.2
枣(鲜)	87	67.4	125	524	1.1	0.3	30.5	1.9	0	20	240	0.06	0.09	0.9	243	0.78	22	23	375	1.2	25	1.2	1.52	0.8
樱桃	80	88	46	194	1.1	0.2	10.2	0.3	0	18	210	0.02	0.02	0.6	10	2.22	11	27	232	8	12	0.4	0.23	0.21
葡萄(均值)	86	88.5	45	185	0.4	0.3	10.3	1	0	3	40	0.03	0.02	0.25	4	0.86	9	13	127	1.9	7	0.4	0.16	0.11
石榴(均值)	57	79.2	72	304	1.3	0.2	18.5	4.9	0	—	—	0.05	0.03	—	8	3.72	6	70	231	0.9	16	0.2	0.19	—
柿饼	97	33.8	255	1067	1.8	0.2	62.8	2.6	0	24	290	0.01	Tr	0.5	0	0.63	54	55	339	6.4	21	2.7	0.23	0.83

食物名称	可食部分 /%	水分 /g	能量 kcal	能量 kJ	蛋白质 /g	脂肪 /g	糖类 /g	膳食纤维 /g	胆固醇 /mg	维生素A /μg	胡萝卜素 /μg	维生素B₁ /mg	维生素B₂ /mg	烟酸 /mg	维生素C /mg	维生素E /mg	钙 /mg	磷 /mg	钾 /mg	钠 /mg	镁 /mg	铁 /mg	锌 /mg	碘 /μg
草莓[凤阳草莓]	97	91.3	32	134	1	0.2	7.1	1.1	0	3	30	0.02	0.03	0.3	47	0.71	18	27	131	4.2	12	1.8	0.14	0.7
橙	74	87.4	48	202	0.8	0.2	11.1	0.6	0	13	160	0.05	0.04	0.3	33	0.56	20	22	159	1.2	14	0.4	0.14	0.31
柑橘(均值)	77	86.9	51	213	0.7	0.2	11.9	0.4	0	148	890	0.08	0.04	0.4	28	0.92	35	18	154	1.4	11	0.2	0.08	0.3
柠檬	66	91	37	156	1.1	1.2	6.2	1.3	0	Tr	Tr	0.05	0.02	0.6	22	1.14	101	22	209	1.1	37	0.8	0.65	0.5
菠萝[凤梨,地菠萝]	68	88.4	44	182	0.5	0.1	10.8	1.3	0	2	20	0.04	0.02	0.2	18	—	12	9	113	0.8	8	0.6	0.14	0.24
桂圆	50	81.4	71	298	1.2	0.1	16.6	0.4	0	2	20	0.01	0.14	1.3	43	—	6	30	248	3.9	10	0.2	0.4	0.83
荔枝	73	81.9	71	296	0.9	0.2	16.6	0.5	0	1	10	0.1	0.04	1.1	41	—	2	24	151	1.7	12	0.4	0.17	0.14
芒果[抹猛果,望果]	60	90.6	35	146	0.6	0.2	8.3	1.3	0	75	897	0.01	0.04	0.3	23	1.21	—	11	138	2.8	14	0.2	0.09	1.44
木瓜[番木瓜]	89	92.2	29	121	0.4	0.1	7.0	0.8	0	73	870	0.01	0.02	0.3	43	0.3	17	12	18	28	9	0.2	0.25	1.8
人参果	88	77.1	86	362	0.6	0.7	21.2	3.5	0	4	50	Tr	0.25	0.3	12	0	13	7	100	7.1	11	0.2	0.09	1.86
香蕉[甘蕉]	59	75.8	93	389	1.4	0.2	22	1.2	0	5	60	0.02	0.04	0.7	8	0.24	7	28	256	0.8	43	0.4	0.18	0.87
白兰瓜	55	93.2	23	96	0.6	0.1	5.3	0.8	0	3	40	0.02	0.03	0.6	14	—	24	13	—	—	—	0.9	—	—
哈密瓜	71	91	34	143	0.5	0.1	7.9	0.2	0	77	920	—	0.01	—	12	—	4	19	190	26.7	19	Tr	0.13	1.1
甜瓜[香瓜]	78	92.9	26	111	0.4	0.1	6.2	0.4	0	3	30	0.02	0.03	0.3	15	0.47	14	17	139	8.8	11	0.7	0.09	0.4
西瓜(均值)	59	92.3	31	108	0.5	0.3	6.8	0.2	0	14	173	0.02	0.04	0.3	7	0.03	10	13	79	4.2	11	0.5	0.1	0.08
核桃(干)[胡桃]	43	5.2	646	2 704	14.9	58.8	19.1	9.5	0	3	30	0.15	0.14	0.9	1	43.21	56	294	385	6.4	131	2.7	2.17	4.62

食物名称	可食部分/%	水分/g	能量 kcal	能量 kJ	蛋白质/g	脂肪/g	糖类/g	膳食纤维/g	胆固醇/mg	维生素A/μg	胡萝卜素/μg	维生素B₁/mg	维生素B₂/mg	烟酸/mg	维生素C/mg	维生素E/mg	钙/mg	磷/mg	钾/mg	钠/mg	镁/mg	铁/mg	锌/mg	硒/μg
栗子(熟)[板栗]	78	46.6	214	897	4.8	1.5	46	1.2	0	20	240	0.19	0.13	1.2	36	—	15	91	—	—	—	1.7	—	—
松子(炒)	69	3.4	553	2 295	12.9	40.4	40.3	—	0	—	—	0.14	0.17	1.4	—	28.25	14	453	1 007	666	272	3.9	4.32	0.59
腰果	100	2.1	615	2 544	24	50.9	20.4	10.4	0	4	49	0.24	0.13	1.3	—	6.7	19	639	680	35.7	595	7.4	5.3	10.93
榛子(炒)	66	2.2	642	2 652	12.5	57.3	25.6	12.9	0	—	—	0.17	0.11	1	—	22.81	95	369	1 001	9.4	172	3.8	2.25	2.02
花生(炒)	71	4.1	601	2 516	21.7	48	23.8	6.3	0	5	60	0.13	0.12	18.9	Tr	12.94	47	326	563	34.8	171	1.5	2.03	3.9
花生仁(炒)	100	1.8	589	2 466	23.9	44.4	25.7	4.3	0	—	—	0.12	0.1	18.9	Tr	14.97	284	315	674	445.1	176	6.9	2.82	7.1
葵花子(炒，咸)	52	2	625	2 616	22.6	52.8	17.3	4.8	0	3	30	0.43	0.26	4.8	Tr	26.46	72	564	491	1 322	267	6.1	5.91	2
猪肉(肥瘦)(均值)	91	54.9	331	1 370	15.1	30.1	0	0	86	15	0	0.30	0.13	4.1	Tr	0.67	6	121	218	56.8	16	1.3	1.78	7.9
猪肝	100	72.6	126	531	19.2	4.7	1.8	0	180	6 502	0	0.22	2.02	10.11	20	Tr	6	243	235	68.6	24	23.2	3.68	26.12
猪血	100	85.8	55	234	12.2	0.3	0.9	0	51	—	0	0.03	0.04	0.3	—	0.2	4	16	56	56	5	8.7	0.28	7.94
午餐肉	100	55.2	320	1 323	9	30.1	3.3	0	56	Tr	—	0.09	0.09	3.54	—	0.75	6	84	131	528.7	8	0.6	1.38	7.8
火腿肠	100	61.5	215	896	12.1	14.6	8.8	0	13	56	0	0.04	0.11	1.78	—	0.65	19	157	130	1 120	6	1.8	0.7	4.84
香肠	100	19.2	508	2 106	24.1	40.7	11.2	0	82	Tr	0	0.48	0.11	4.4	—	1.05	14	198	453	2 309	52	5.8	7.61	8.77
火腿	100	47.9	330	1 369	16	27.4	4.9	—	120	46	0	0.28	0.09	8.6	—	0.8	3	90	220	1 087	20	2.2	2.16	2.95
牛肉(肥瘦)(均值)	100	69.8	160	669	20	3.7	0.5	0	58	3	0	0.04	0.11	4.15	Tr	0.68	5	182	212	64.1	22	1.8	4.7	3.15
羊肉(肥瘦)(均值)	100	72.5	139	581	18.5	5.5	1.6	0	82	8	0	0.07	0.16	4.41	Tr	0.48	16	161	300	89.9	23	3.9	3.52	59.5

食物名称	可食部分 /%	水分 /g	能量 kcal	能量 kJ	蛋白质 /g	脂肪 /g	糖类 /g	膳食纤维 /g	胆固醇 /mg	维生素A /μg	胡萝卜素 /μg	维生素B₁ /mg	维生素B₂ /mg	烟酸 /mg	维生素C /mg	维生素E /mg	钙 /mg	磷 /mg	钾 /mg	钠 /mg	镁 /mg	铁 /mg	锌 /mg	硒 /μg
羊肉串（烤）	100	58.7	206	864	26	10.3	2.4	0	110	52	—	0.04	0.15	6.3	—	1.44	4	254	205	484.8	45	8.5	2.28	3.37
狗肉	80	76	116	486	16.8	4.6	1.8	0	62	12	0	0.34	0.2	3.5	Tr	1.4	52	107	140	47.4	14	2.9	3.18	14.75
兔肉	100	76.2	102	432	19.7	2.2	0.9	0	59	26	—	0.11	0.1	5.8	Tr	0.42	12	165	284	45.1	15	2	1.3	10.93
鸡（均值）	63	70.5	145	608	20.3	6.7	0.9	0	106	92	—	0.06	0.07	7.54	Tr	1.34	13	166	249	62.8	22	1.8	1.46	11.92
鸡翅	69	63.3	202	842	19	11.5	5.5	0	81	28	—	Tr	0.05	4.36	Tr	0.44	8	94	205	50.8	17	0.9	0.42	8.72
鸡腿	74	71.7	146	610	20.2	7.2	0	0	99	22	0	0.06	0.1	3.25	Tr	Tr	0	271	221	73.6	21	1.8	1.11	9.7
肯德基[炸鸡]	70	49.4	279	1164	20.3	17.3	10.5	0	198	23	—	0.03	0.17	16.7	—	6.44	109	530	232	755	28	2.2	1.66	11.2
鸭（均值）	68	63.9	240	996	15.5	19.7	0.2	0	94	52	0	0.08	0.22	4.2	Tr	0.27	6	122	191	69	14	2.2	1.33	12.25
北京烤鸭	80	38.2	436	1805	16.6	38.4	6	0	0	36	—	0.04	0.32	4.5	—	0.97	35	175	247	83	13	2.4	1.25	10.32
鹅	63	61.4	251	1041	17.9	19.9	0	0	74	42	0	0.07	0.23	4.9	Tr	0.22	4	144	232	58.8	18	3.8	1.36	17.68
火鸡腿	85	72.5	100	422	16.7	0.7	6.6	0	—	Tr	—	0.02	0.14	1.29	—	Tr	17	161	253	1071	16	1.2	2.5	13.12
鸽	42	66.6	201	835	16.5	14.2	1.7	0	99	53	0	0.06	0.2	6.9	Tr	0.99	30	136	334	63.6	27	3.8	0.82	11.08
鹌鹑	58	75.1	110	462	20.2	3.1	0.2	0	157	40	—	0.04	0.32	6.3	Tr	0.44	48	179	204	48.4	20	2.3	1.19	11.67
纯牛奶（均值，全脂）	100	87.6	65	271	3.3	3.6	4.9	0	17	54	—	0.03	0.12	0.11	Tr	0.13	107	90	180	63.7	11	0.3	0.28	1.34
调制乳（强化维生素A、维生素D）	100	89	51	215	2.7	2	5.6	—	—	66	—	0.02	0.08	0.1	3	—	140	60	130	42.6	14	0.2	0.38	1.36
鲜羊乳	100	88.9	59	247	1.5	3.5	5.4	0	31	84	—	0.04	0.12	2.1	—	0.19	82	98	135	20.6	—	0.5	0.29	1.75

食物名称	可食部分/%	水分/g	能量kcal	能量kJ	蛋白质/g	脂肪/g	糖类/g	膳食纤维/g	胆固醇/mg	维生素A/μg	胡萝卜素/μg	维生素B₁/mg	维生素B₂/mg	烟酸/mg	维生素C/mg	维生素E/mg	钙/mg	磷/mg	钾/mg	钠/mg	镁/mg	铁/mg	锌/mg	硒/μg
全脂奶粉（均值）	100	2.6	482	2 020	19.9	22.3	50.5	—	79	380	—	0.13	1.9	0.5	23.6	0.48	928	513	777	352	65	4.6	3.93	12.09
酸奶（均值）	100	81	86	363	2.8	2.6	12.9	—	8	23	—	0.03	0.12	0.09	1.3	0.12	128	76	150	37.7	11	0.3	0.43	1.3
奶酪[干酪]	100	43.5	328	1 366	25.7	23.5	3.5	—	11	152	—	0.06	0.91	0.6	—	0.6	799	326	75	584.6	57	2.4	6.97	1.5
炼乳（甜，罐头）	100	26.2	332	1 400	8	8.7	55.4	0	36	41	—	0.03	0.16	0.3	2	0.28	242	200	309	211.9	24	0.4	1.53	3.26
鸡蛋（均值）	87	75.2	139	581	13.1	8.6	2.4	0	648	255	—	0.09	0.2	0.2	Tr	1.14	56	130	154	131.5	10	1.6	0.89	13.96
鸡蛋白	100	84.4	60	254	11.6	0.1	3.1	0	—	—	—	0.04	0.31	0.2	Tr	0.01	9	18	132	79.4	15	1.6	0.02	6.97
鸡蛋黄	100	51.5	328	1 360	15.2	28.2	3.4	0	1 510	438	—	0.33	0.29	0.1	Tr	5.06	112	240	95	54.9	41	6.5	3.79	27.01
松花蛋（鸡蛋）	83	66.4	178	742	14.8	10.6	5.8	0	595	310	—	0.02	0.13	0.2	Tr	1.06	26	263	148	Tr	8	3.9	2.73	44.32
鸭蛋	87	70.3	180	748	12.6	13	3.1	0	565	261	—	0.17	0.35	0.2	Tr	4.98	62	226	135	106	13	2.9	1.67	15.68
咸鸭蛋	88	61.3	190	793	12.7	12.7	6.3	0	647	134	—	0.16	0.33	0.1	Tr	6.25	118	231	184	2 706	30	3.6	1.74	24.04
鹅蛋	87	69.3	196	814	11.1	15.6	2.8	0	704	192	—	0.08	0.3	0.4	Tr	4.5	34	130	74	90.6	12	4.1	1.43	27.24
鹌鹑蛋	86	73	160	664	12.8	11.1	2.1	0	515	337	—	0.11	0.49	0.1	Tr	3.08	47	180	138	106.6	11	3.2	1.61	25.48
草鱼[白鲩，草包鱼]	58	78.2	96	406	17.7	2.6	0.5	0	47	11	0	0.04	0.04	2.48	Tr	2.03	17	152	325	36	26	1.3	0.38	11.67
黄颡鱼[戈牙鱼]	52	71.6	124	523	17.8	2.7	7.1	0	90	Tr	0	0.01	0.06	3.7	Tr	1.48	59	166	202	250.4	19	6.4	1.48	16.09
黄鳝[鳝鱼]	67	78	89	378	18	1.4	1.2	0	126	50	0	0.06	0.98	3.70	Tr	1.34	42	206	263	70.2	18	2.5	1.97	34.56
鲤鱼[鲤拐子]	54	76.7	109	459	17.6	4.1	0.5	0	84	25	0	0.03	0.09	2.7	Tr	1.27	50	204	334	53.7	33	1	2.08	15.38

食物名称	可食部分/%	水分/g	能量 kcal	能量 kJ	蛋白质/g	脂肪/g	糖类/g	膳食纤维/g	胆固醇/mg	维生素A/μg	胡萝卜素/μg	维生素B₁/mg	维生素B₂/mg	烟酸/mg	维生素C/mg	维生素E/mg	钙/mg	磷/mg	钾/mg	钠/mg	镁/mg	铁/mg	锌/mg	碘/μg
泥鳅	60	76.6	96	407	17.9	2	1.7	0	136	14	0	0.1	0.33	6.2	Tr	0.79	299	302	282	74.8	28	2.9	2.76	35.3
鲇鱼	65	78	103	431	17.3	3.7	0	0	163	—	0	0.03	0.1	2.5	Tr	0.54	42	195	351	49.6	22	2.1	0.53	27.49
鲫鱼[喜头鱼]	54	78.6	89	377	18	1.6	0.7	0	21	17	0	0.08	0.06	2.38	Tr	0.34	79	157	290	41.2	41	1.3	0.53	22.96
带鱼[白带鱼,刀鱼]	76	73.3	127	535	17.7	4.9	3.1	0	76	29	0	0.02	0.06	2.8	Tr	0.82	28	191	280	150.1	43	1.2	0.7	36.57
黄鱼[大黄花鱼]	66	77.7	97	407	17.7	2.5	0.8	0	86	10	0	0.03	0.1	1.9	Tr	1.13	53	174	260	120.3	39	0.7	0.58	42.57
鳕鱼[明太鱼]	45	77.4	88	374	20.4	0.5	0.5	0	114	14	0	0.04	0.13	2.7	Tr	—	42	232	321	130.3	84	0.5	0.86	24.8
对虾	61	76.5	93	393	18.6	0.8	2.8	0	193	15	—	0.01	0.07	1.7	Tr	0.62	62	228	215	165.2	43	1.5	2.38	33.72
海虾	51	79.3	79	333	16.8	0.6	1.5	0	117	Tr	—	0.01	0.05	1.9	Tr	2.79	146	196	228	302.2	46	3	1.44	56.41
河虾	86	78.1	87	368	16.4	2.4	0	0	240	48	—	0.04	0.03	Tr	Tr	5.33	325	186	329	133.8	60	4	2.24	29.65
基围虾	60	75.2	101	428	18.2	1.4	3.9	0	181	—	—	0.02	0.07	2.9	Tr	1.69	83	139	250	172	45	2	1.18	39.7
虾皮	100	42.4	153	646	30.7	2.2	2.5	0	428	19	—	0.02	0.14	3.1	Tr	0.92	991	582	617	5 057.7	265	6.7	1.93	74.43
虾米[海米,虾仁]	100	37.4	198	839	43.7	2.6	0	0	525	21	—	0.01	0.12	5	Tr	1.46	555	666	550	4 892	236	11	3.82	75.4
海蟹(小)	42	79.2	81	343	14.2	1.1	3.6	0	40	Tr	0	0.03	0.1	1.46	Tr	0.58	—	293	370	321.5	238	1.1	3.15	25.6
河蟹	42	75.8	103	433	17.5	2.6	2.3	0	267	389	—	0.06	0.28	1.7	Tr	6.09	126	182	181	193.5	23	2.9	3.68	56.72
海蜇皮	100	76.5	33	139	3.7	0.3	3.8	0	8	—	—	0.03	0.05	0.2	Tr	2.13	150	30	160	325	124	4.8	0.55	15.54
海蜇头	100	69	74	314	6	0.3	11.8	0	10	14	—	0.07	0.04	0.3	Tr	2.82	120	22	331	467.7	114	5.1	0.42	16.6

食物名称	可食部分/%	水分/g	能量 kcal	能量 kJ	蛋白质/g	脂肪/g	糖类/g	膳食纤维/g	胆固醇/mg	维生素A/μg	胡萝卜素/μg	维生素B₁/mg	维生素B₂/mg	烟酸/mg	维生素C/mg	维生素E/mg	钙/mg	磷/mg	钾/mg	钠/mg	镁/mg	铁/mg	锌/mg	硒/μg
煎饼	100	16	317	1 327	9.5	3.5	70	8.1	—	—	—	0.26	0.06	1.42	—	1.69	46	221	240	18.1	62	3.6	1.43	6.02
年糕	100	60.9	154	644	3.3	0.6	34.7	0.8	—	—	—	0.03	0	1.9	—	—	31	52	81	56.4	43	1.6	1.36	2.3
蛋糕（均值）	100	18.6	347	1 452	8.6	5.1	67.1	0.4	—	86	190	0.09	0.09	0.8	—	2.8	39	130	77	67.8	24	2.5	1.01	14.07
月饼（五仁）	100	11.3	416	1 741	8	16	64	3.9	—	7	40	0	0.08	4	—	8.82	54	110	198	18.5	27	2.8	0.61	7
江米条	100	4	439	1 837	5.7	11.7	78.1	0.4	—	0	0	0.18	0.03	2.5	—	14.32	33	56	68	46.5	31	2.5	0.84	6.26
绿豆糕	100	11.5	349	1 460	12.8	1	73.4	1.2	—	47	280	0.23	0.02	6.1	—	3.68	24	121	416	11.6	87	7.3	1.04	4.96
麻花	100	6	524	2 192	8.3	31.5	53.4	1.5	—	0	0	0.05	0.01	3.2	—	21.6	26	136	213	99.2	67	0	3.06	7.2
面包（均值）	100	27.4	312	1 305	8.3	5.1	58.6	0.5	—	0	0	0.03	0.06	1.7	—	1.66	49	107	88	230.4	31	2	0.75	3.15
饼干（均值）	100	5.7	433	1 812	9	12.7	71.7	1.1	81	37	80	0.08	0.04	4.7	3	4.57	73	88	85	204.1	50	1.9	0.91	12.47
菠萝豆	100	4.1	392	1 640	10.4	2.1	82.9	0.1	—	—	—	0	0.04	0.1	—	0.41	19	100	38	30	4	9	2.01	4.1
空心果	100	5.6	451	1 887	6.8	15.2	72	0.2	27	—	50	0.06	0	0	—	1.4	114	53	40	5.8	28	4.9	0.56	0
马铃薯片（油炸）	100	4.1	612	2 561	4	48.4	41.9	1.9	—	8	—	0.09	0.05	6.4	—	5.22	11	88	620	60.9	34	1.2	1.42	0.4
冰淇淋	100	74.4	127	531	2.4	5.3	17.3	0	—	48	—	0.01	0.03	0.2	—	0.24	126	67	125	54.2	12	0.5	0.37	1.73
啤酒（均值）	100	95.1	32	134	0.4	0	3.1	0	—	—	—	0.15	0.04	1.1	—	0	13	12	47	11.4	6	0.4	0.3	0.64
绵白糖	100	0.9	396	1 657	0.1	0	98.9	0	—	—	—	0	0	0.2	—	—	6	3	2	2	2	0.2	0.07	0.38
冰糖	100	0.6	397	1 661	0	0	99.3	0	—	—	—	0.03	0.03	0	—	0	23	0	1	2.7	2	1.4	0.21	0

食物名称	可食部分/%	水分/g	能量 kcal	能量 kJ	蛋白质/g	脂肪/g	糖类/g	膳食纤维/g	胆固醇/mg	维生素A/µg	胡萝卜素/µg	维生素B₁/mg	维生素B₂/mg	烟酸/mg	维生素C/mg	维生素E/mg	钙/mg	磷/mg	钾/mg	钠/mg	镁/mg	铁/mg	锌/mg	硒/µg
红糖	100	1.9	389	1 628	0.7	0	96.6	0	—	—	—	0.01	0	0.3	—	0	157	11	240	18.3	54	2.2	0.35	4.2
麦芽糖	100	12.8	331	1 385	0.2	0.2	82	0	—	—	—	0.1	0.17	2.1	—	0	0	0	0	0	0	0	0	0
蜂蜜	100	22	321	1 343	0.4	1.9	75.6	0	—	—	—	0	0.05	0.1	3	0	4	3	28	0.3	2	1	0.37	0.15
巧克力	100	1	586	2 452	4.3	40.1	53.4	1.5	—	—	—	0.06	0.08	1.4	3	1.62	111	114	254	111.8	56	1.7	1.02	1.2
山楂果丹皮	100	16.7	321	1 343	1	0.8	80	2.6	—	25	150	0.02	0.03	0.7	3	1.85	52	41	312	115.5	66	11.6	0.73	0.59
豆油	100	0.1	899	3 761	Tr	99.9	0	0	—	—	—	Tr	Tr	Tr	—	93.08	13	7	3	4.9	3	2	1.09	—
色拉油	100	0.2	898	3 757	Tr	99.8	0	0	64	—	—	Tr	Tr	Tr	—	24.01	18	1	3	5.1	1	1.7	0.23	—
芝麻油[香油]	100	0.1	898	3 757	Tr	99.7	0.2	—	—	—	—	0	0	0	—	68.53	9	4	0	1.1	3	2.2	0.17	—
棕榈油	100	Tr	900	3 766	—	100	0	0	0	9	110	0	0	—	—	15.24	Tr	8	Tr	1.3	Tr	3.1	0.08	—
橄榄油	100	Tr	899	3 696	Tr	99.9	0	0	—	0	—	Tr	Tr	Tr	0	—	Tr	Tr	—	Tr	Tr	0.4	Tr	Tr
酱油(均值)	100	67.3	63	264	5.6	0.1	10.1	0.2	—	—	—	0.05	0.13	1.7	—	0	66	204	337	5 757	156	8.6	1.17	1.39
醋(均值)	100	90.6	31	130	2.1	0.3	4.9	0	—	—	—	0.03	0.05	1.4	—	0	17	96	351	262.1	13	6	1.25	2.43
豆瓣酱	100	46.6	178	745	13.6	6.8	17.1	1.5	—	20	—	0.11	0.46	2.4	—	0.57	53	154	772	6 012	125	16.4	1.47	10.2
腐乳(臭)[臭豆腐]	100	66.4	130	544	11.6	7.9	3.9	0.8	—	—	120	0.02	0.09	0.6	0	9.18	75	126	96	2 012	90	6.9	0.96	0.48
腐乳(红)[酱豆腐]	100	61.2	151	632	12	8.1	8.2	0.6	—	15	90	0.02	0.21	0.5	—	7.24	87	171	81	3 091	78	11.5	1.67	6.73

注：1. "—"表示未检测；"Tr"表示微量。

2. 参考来源为《中国食物成分表（标准版）》（第6版）。

教学大纲（参考）

一、课程任务

营养与膳食是中等卫生职业教育护理专业的一门选修课程，主要研究营养与人体健康的关系，包括人体所需要的营养素、各类食物的营养价值、合理营养、特定人群的营养与膳食、医院膳食和疾病的营养治疗等内容。通过本课程的教学，使学生掌握营养与膳食的基本知识、基本理论和基本技能，能根据不同人群的营养需求，正确指导其合理营养与膳食，有效开展健康教育。本课程建议在第3学期开设，此前学生已基本修完公共基础课程以及部分专业核心课程，同期开设的课程有药理学基础、健康评估、内科护理、外科护理、妇产科护理和健康教育等专业课程，后续开设的课程有内科护理（续）、外科护理（续）、儿科护理和综合实训等课程。

二、课程目标

寓价值观引导于知识传授和能力培养之中，通过本课程的学习，学生能够达到下列要求：

（一）知识目标

1. 掌握人体所需各类营养素。
2. 掌握不同生理与病理情况的营养需求和膳食原则。
3. 掌握合理营养与平衡膳食的基本概念及其基本要求。
4. 熟悉各类食品的营养价值。
5. 熟悉我国居民膳食指南与平衡膳食宝塔。
6. 了解我国制订的营养政策。
7. 了解我国居民的主要营养健康问题。

（二）能力目标

1. 能为公众提供基本的营养健康教育。
2. 能对常见病患者进行正确的膳食指导。
3. 能将合理营养与平衡膳食知识运用到日常生活中。

（三）素质目标

1. 具有有敬佑生命、救死扶伤、甘于奉献、大爱无疆的职业精神和良好的职业道德。
2. 养成科学、健康的饮食习惯。
3. 具有良好的服务意识。
4. 具有良好的人际沟通能力，有效为不同人群提供营养咨询、营养干预等健康教育服务。

三、学时分配

教学内容	学时		
	理论	实践	合计
一、绪论	1	0	1
二、热能与营养素	4	0	4
三、各类食物的营养价值	2	0	2

教学内容	学时		
	理论	实践	合计
四、合理营养	2	2	4
五、特定人群的营养与膳食	4	0	4
六、疾病的营养治疗	3	2	5
合计	16	4	20

四、教学内容与要求

单元	教学内容	教学要求	教学活动参考	参考学时	
				理论	实践
一、绪论	1. 营养与膳食的基本概念	掌握	理论讲授	1	
	2. 营养学的发展简史	了解			
	3. 营养与膳食的主要内容	熟悉			
	4. 营养与膳食在卫生健康服务工作中的作用	了解			
二、热能与营养素	（一）热能		理论讲授多媒体示教	4	
	1. 能量单位和能量系数	熟悉			
	2. 人体的能量消耗	熟悉			
	3. 能量的食物来源及参考摄入量	掌握			
	（二）蛋白质				
	1. 蛋白质的生理功能	熟悉			
	2. 必需氨基酸与氨基酸模式	掌握			
	3. 蛋白质代谢与氮平衡	了解			
	4. 食物蛋白质营养价值评价	熟悉			
	5. 蛋白质的食物来源及参考摄入量	掌握			
	（三）脂类				
	1. 脂类的生理功能	熟悉			
	2. 必需脂肪酸	了解			
	3. 食物脂类营养价值评价	熟悉			
	4. 脂类的食物来源及参考摄入量	掌握			
	（四）碳水化合物				
	1. 碳水化合物的分类及生理功能	熟悉			
	2. 膳食纤维	了解			

单元	教学内容	教学要求	教学活动参考	参考学时	
				理论	实践
	3. 碳水化合物的食物来源及参考摄入量	掌握			
	（五）无机盐				
	1. 钙	掌握			
	2. 铁	掌握			
	3. 锌	熟悉			
	4. 碘	熟悉			
	（六）维生素				
	1. 维生素 A	掌握			
	2. 维生素 D	掌握			
	3. 维生素 E	熟悉			
	4. 维生素 B_1	熟悉			
	5. 维生素 B_2	熟悉			
	6. 维生素 C	掌握			
三、各类食物的营养价值	（一）植物性食物		理论讲授 多媒体示教	2	
	1. 谷薯类	掌握			
	2. 豆类、坚果类	熟悉			
	3. 蔬菜、水果类	熟悉			
	（二）动物性食物				
	1. 畜禽肉和鱼类	熟悉			
	2. 乳类	掌握			
	3. 蛋类	熟悉			
四、合理营养	（一）合理营养概述		理论讲授 多媒体示教	2	2
	1. 合理营养概念	掌握			
	2. 合理营养的基本要求	熟悉			
	3. 我国居民主要营养健康问题	了解			
	（二）膳食结构与平衡膳食				
	1. 膳食结构	熟悉			
	2. 平衡膳食	掌握			
	（三）膳食指南及平衡膳食宝塔				
	1. 膳食指南	熟悉			
	2. 平衡膳食宝塔	掌握			
	3. 平衡膳食餐盘				
	4. 平衡膳食算盘				

続表

单元	教学内容	教学要求	教学活动参考	参考学时 理论	实践
五、特定人群的营养与膳食	（一）孕妇、乳母的营养与膳食		理论讲授 多媒体示教	4	
	1. 孕妇、乳母的生理特点	了解			
	2. 孕妇、乳母的营养需求	熟悉			
	3. 孕妇、乳母的合理膳食	掌握			
	4. 孕妇、乳母的主要营养问题	熟悉			
	（二）婴幼儿的营养与膳食				
	1. 婴幼儿的生理特点	熟悉			
	2. 婴幼儿的营养需求	熟悉			
	3. 婴幼儿的合理膳食	掌握			
	4. 婴幼儿的主要营养问题	熟悉			
	（三）儿童、青少年的营养与膳食				
	1. 儿童、青少年的生理特点	了解			
	2. 儿童、青少年的营养需求	熟悉			
	3. 儿童、青少年的合理膳食	掌握			
	4. 儿童、青少年的主要营养问题	熟悉			
	（四）老年人的营养与膳食				
	1. 老年人的生理特点	了解			
	2. 老年人的营养需求	熟悉			
	3. 老年人的合理膳食	掌握			
	4. 老年人的主要营养问题	熟悉			
六、疾病的营养治疗	（一）肥胖症的营养治疗		理论讲授 多媒体示教 技能实践	3	2
	1. 肥胖症概述	了解			
	2. 肥胖症的营养治疗原则	掌握			
	3. 肥胖症患者食谱举例	熟悉			
	（二）高脂血症的营养治疗				
	1. 高脂血症概述	了解			
	2. 高脂血症的营养治疗原则	掌握			
	3. 高脂血症患者食谱举例	熟悉			
	（三）高血压的营养治疗				
	1. 高血压概述	了解			
	2. 高血压的营养治疗原则	掌握			
	3. 高血压患者食谱举例	熟悉			
	（四）冠心病的营养治疗				
	1. 冠心病概述	了解			

单元	教学内容	教学要求	教学活动参考	参考学时	
				理论	实践
	2. 冠心病的营养治疗原则	掌握			
	3. 冠心病患者食谱举例	熟悉			
	（五）糖尿病的营养治疗				
	1. 糖尿病概述	了解			
	2. 糖尿病的营养治疗原则	掌握			
	3. 糖尿病患者食谱举例	熟悉			
	（六）恶性肿瘤患者的营养治疗				
	1. 恶性肿瘤概述	了解			
	2. 恶性肿瘤的营养治疗原则	掌握			
	3. 恶性肿瘤患者食谱举例	熟悉			
	（七）痛风的营养治疗				
	1. 痛风概述	了解			
	2. 痛风的营养治疗原则	掌握			
	3. 痛风患者食谱举例	熟悉			
	（八）骨质疏松症的营养治疗				
	1. 骨质疏松症概述	了解			
	2. 骨质疏松症的营养治疗原则	掌握			
	3. 骨质疏松症患者食谱举例	熟悉			

五、大纲说明

（一）教学安排

本教学大纲供中等卫生职业教育护理专业选修课教学使用，总学时为 20 学时，其中理论教学 16 学时，实践教学 4 学时。

（二）教学要求

1. 全面落实课程思政建设要求，教学中应注意呈现思政元素，实现德、识、能三位一体育人。本课程对理论部分教学要求分为掌握、熟悉、了解三个层次。掌握：指对基本知识、基本理论有较深刻的认识，并能综合、灵活地运用所学的知识解决实际问题。熟悉：指能够领会概念、原理的基本含义，并解释相关问题。了解：指对基本知识、基本理论能有一定的认识，能够记忆所学的知识要点。

2. 本课程对实践技能教学要求：在带教老师的指导下完成工作任务。

（三）教学建议

1. 本课程的教学可分为课堂理论教学和实践教学两个环节。

2. 课堂理论教学过程中应积极采用现代化的教学手段，并组织学生开展必要的讨论，以启迪学生思维，训练学生科学的思维方法，加深对教学内容的理解和掌握。

3. 实践教学应充分调动学生学习的主动性、积极性，训练学生的动手能力和人际沟通能力，注重学生职业能力和专业素养的培养。

4. 学生的知识水平和能力水平，可通过课堂提问、作业和课程结束考试等多种形式进行综合考评。

参 考 文 献

[1] 戚林. 营养与膳食指导[M]. 3版. 北京: 人民卫生出版社, 2017.

[2] 王忠福. 营养与膳食[M]. 3版. 北京: 人民卫生出版社, 2015.

[3] 中国营养学会. 中国居民膳食指南科学研究报告(2021)[M]. 北京: 人民卫生出版社, 2022.

[4] 中国营养学会. 中国居民膳食指南[M]. 北京: 人民卫生出版社, 2022.

[5] 杨月欣, 葛可佑. 中国营养科学全书[M]. 2版. 北京: 人民卫生出版社, 2020.

[6] 杨月欣. 中国食物成分表(标准版)(第一册)[M]. 6版. 北京: 北京大学医学出版社, 2019.

[7] 杨月欣. 中国食物成分表(标准版)(第二册)[M]. 6版. 北京: 北京大学医学出版社, 2019.

[8] 杨永朝. 食物与健康——科学证据共识[M]. 北京: 人民卫生出版社, 2016.

[9] 孙长颢. 营养与食品卫生学[M]. 8版. 北京: 人民卫生出版社, 2017.

[10] 傅华. 预防医学[M]. 7版. 北京: 人民卫生出版社, 2018.

[11] 林杰, 闫瑞霞. 营养与膳食[M]. 北京: 人民卫生出版社, 2016.

[12] 林杰. 公共营养[M]. 北京: 人民卫生出版社, 2016.

[13] 魏玉秋, 戚林. 营养与膳食[M]. 3版. 北京: 科学出版社, 2016.

[14] 季兰芳. 营养与膳食[M]. 3版. 北京: 科学出版社, 2019.

[15] 郎晓辉, 张继战. 营养与膳食[M]. 北京: 科学出版社, 2019.

[16] 何宏. 烹饪营养教程[M]. 北京: 中国轻工业出版社, 2017.

[17] 贺生, 刘俊须. 营养与膳食[M]. 北京: 科学出版社, 2017.

[18] 周芸. 临床营养学[M]. 北京: 人民卫生出版社, 2017.